健康ライブラリー　イラスト版

レビー小体型認知症がよくわかる本

横浜市立大学名誉教授
小阪憲司　監修

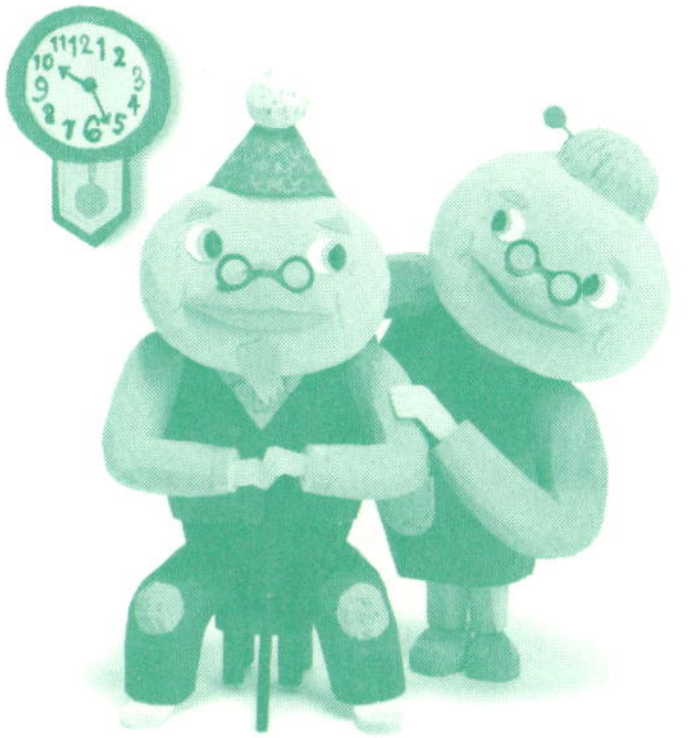

講談社

まえがき

高齢者人口が急速に増えていくなか、認知症患者の増加は大きな社会問題になっています。

認知症のひとつである「レビー小体型認知症」は、私が発表してきた一九七六年以降の一連の研究報告により、世界的に知られるようになった病気です。現在では、認知症の二割ほどが、「レビー小体」という特殊な物質によって引き起こされていることがわかっていますが、まだまだ一般の人にはなじみの薄い病気かもしれません。そこで、レビー小体とはなにか、レビー小体型認知症とはどんな病気なのかを、本書で詳しくお話ししていきたいと思います。

本書を手にとられた人のなかには、どこかでレビー小体型認知症の特徴的な症状について見聞きして、「うちの家族も、じつはそうなのではないか」と心配されている人もいれば、すでにレビー小体型認知症との診断を受けている人もいるでしょう。状況が違えば、今すぐ必要な情報も違います。ですから、本書は、頭から順に読み進めていただく必要はありません。ご家族の様子が気になっている人は、第一章、第三章を中心にお読みいただき、まずは正しい診断を受けてください。すでに診断がついている方は、病気のことをよく知っていただくために第二章を、治療への不安・疑問を解消するために第四章をご精読くだされば、と思います。

レビー小体型認知症は、そこにはないものが見える幻視や、筋肉のこわばりなどのパーキンソン症状が出やすく、もの忘れに代表されるような認知機能の低下は、初期にはさほど目立たないことがあります。毎日の生活のなかでは、認知機能の低下そのものより、そうした特徴的な症状に苦慮することも少なくありません。日常的な対応にお困りの場合には、第五章を紐解いていただくことをおすすめします。

なお、私は「レビー小体型認知症」の発見とその後の啓発活動により、二〇一三年度の朝日賞を受賞しました。患者さんとご家族が不安なく過ごしていくために、本書が役立つことを願っています。

横浜市立大学名誉教授
小阪 憲司

レビー小体型認知症がよくわかる本

もくじ

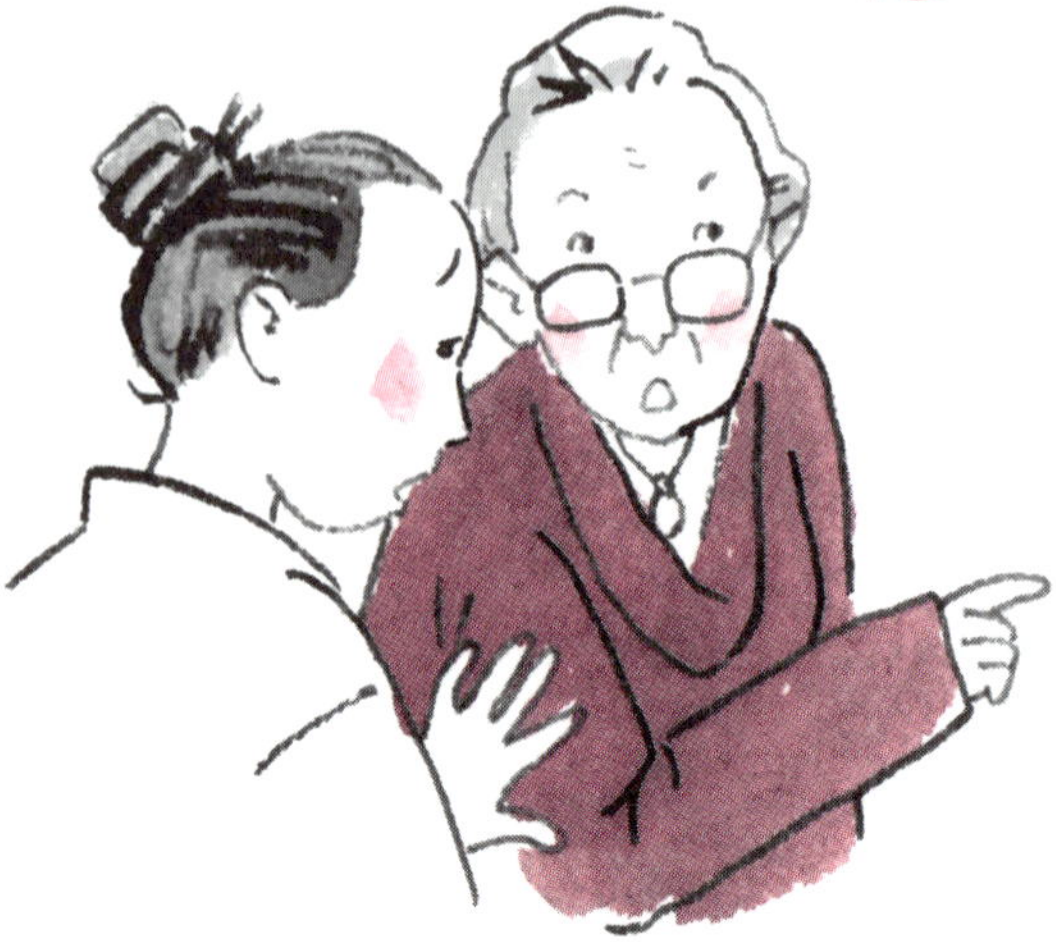

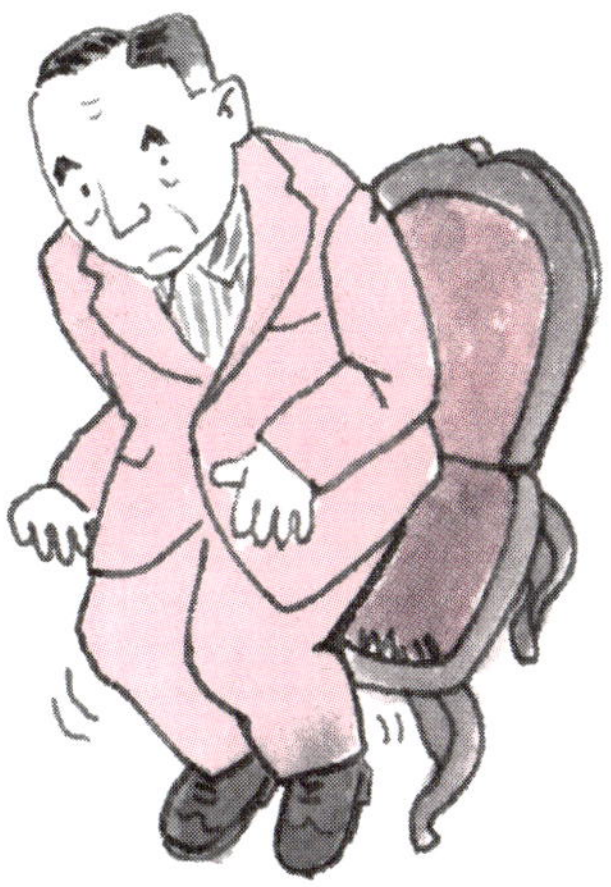

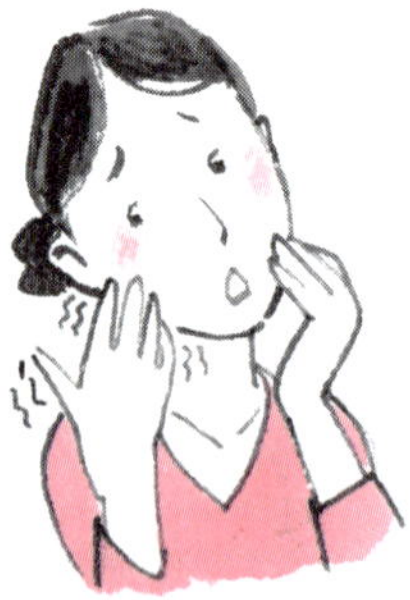

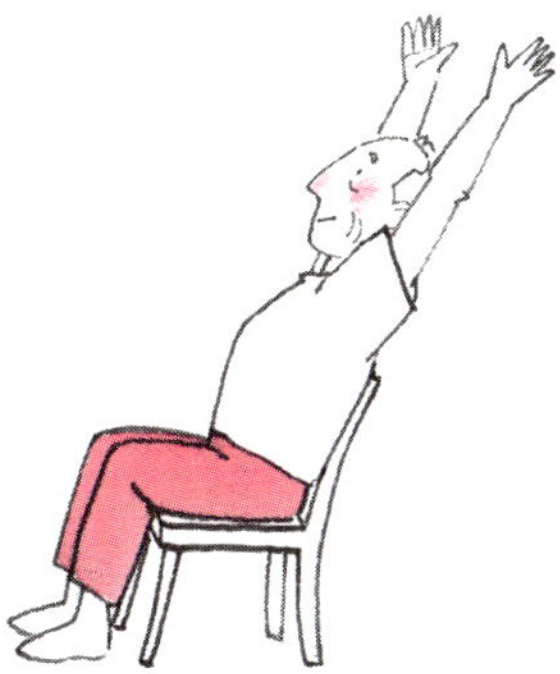

5 症状とつきあう暮らし方のコツ……79

チェック そこにないものが見える幻視が現れたら要注意！

従来の認知症のイメージとは違った現れ方をするレビー小体型認知症。
その８割以上の患者さんに現れる特徴的な症状が、ないはずのものが見える「幻視」です。
身近な人の言動に、思い当たる点はありませんか？

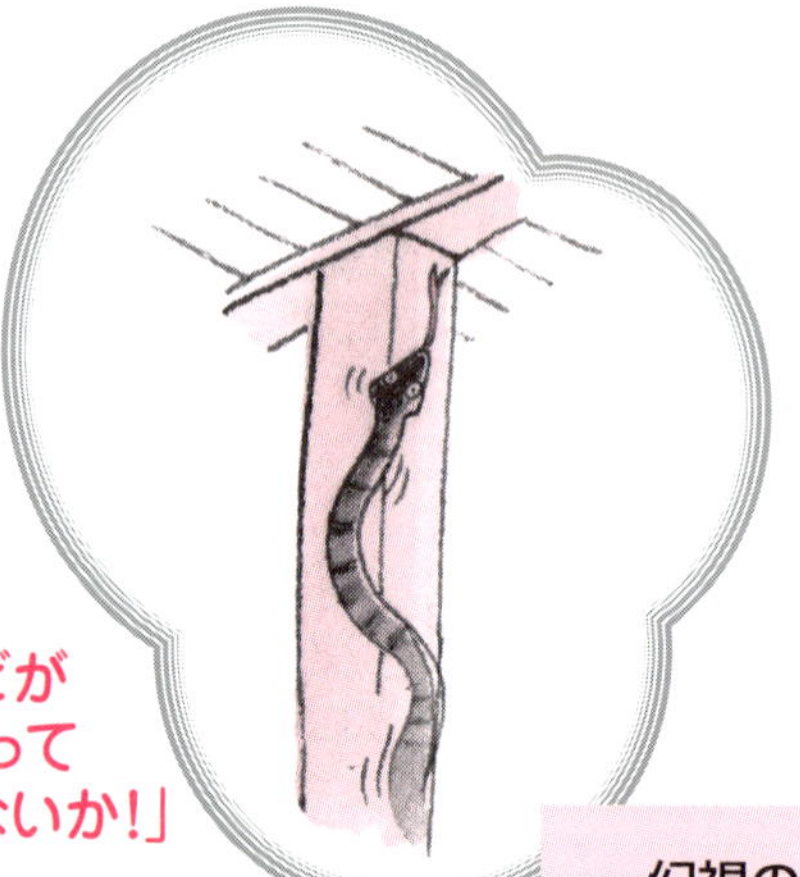

「柱をヘビがはいのぼっているじゃないか!」

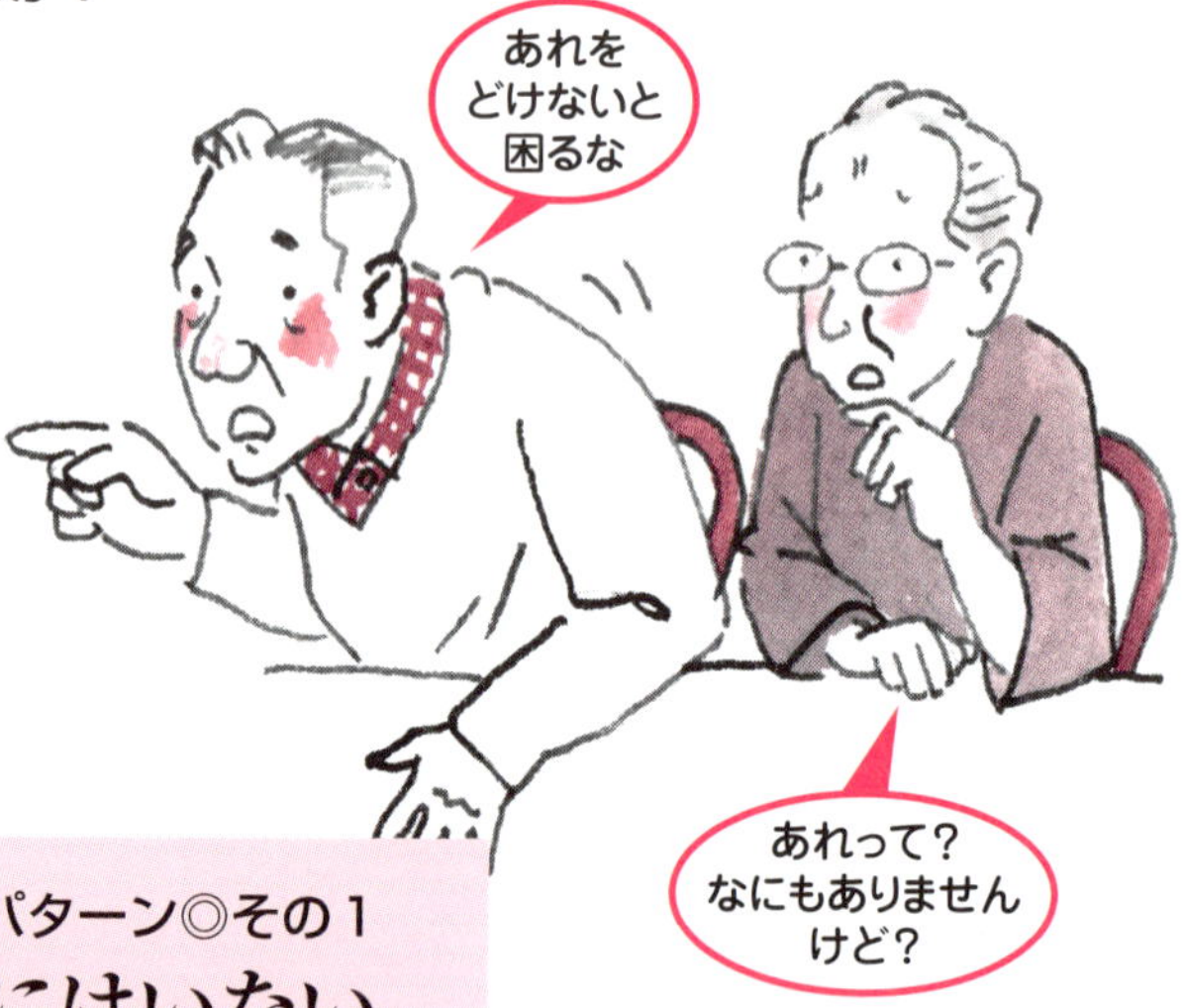
あれをどけないと困るな
あれって？なにもありませんけど？

そばにいる人にはなにも見えない。しかし本人には、はっきりと見えている

幻視のパターン◎その１

そこにはいない小動物が見える！

物の種類がはっきり見分けられるだけでなく、動きをともなって見えることも多い

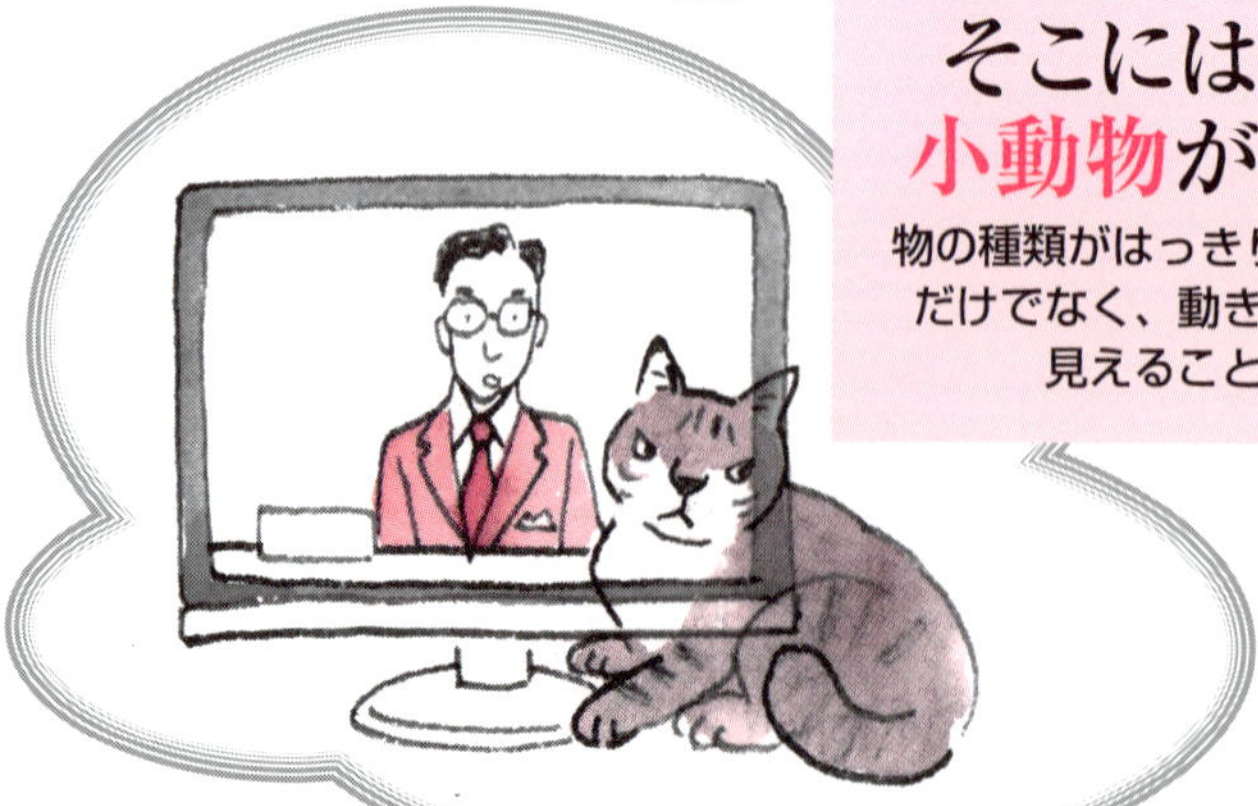

「テレビの横にのうのうと寝そべっているあのネコ、どの家のネコだ？」

「ごはんの上にアリみたいな虫がいるぞ。気持ち悪い」

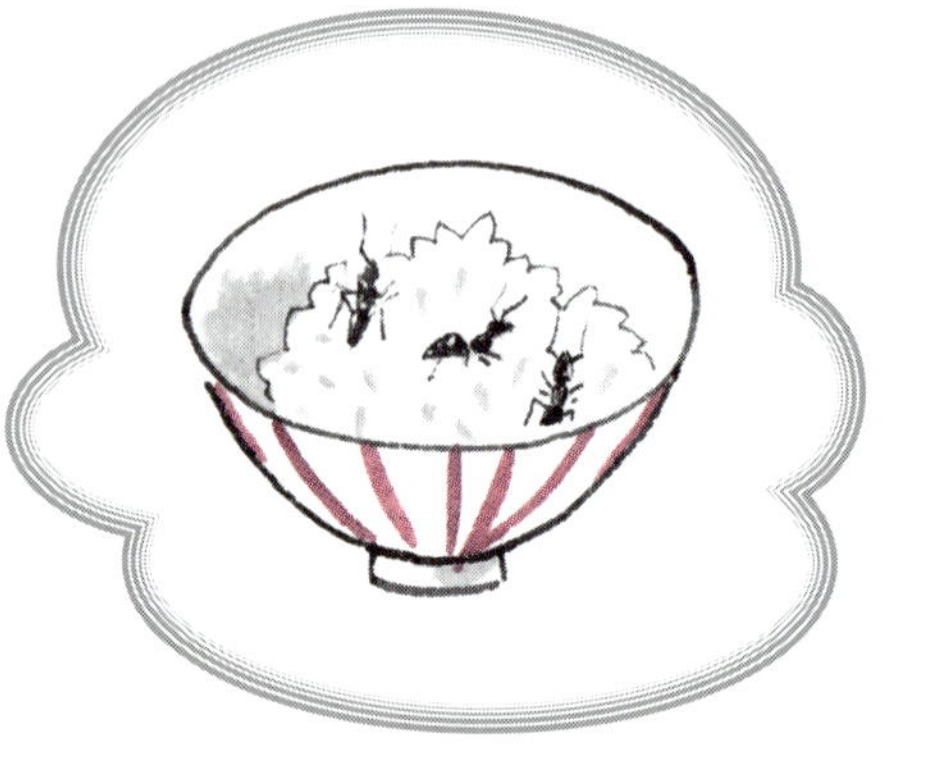

「いやだ、窓の外に
男がいるわ。手招きしてる。
だれかしら」

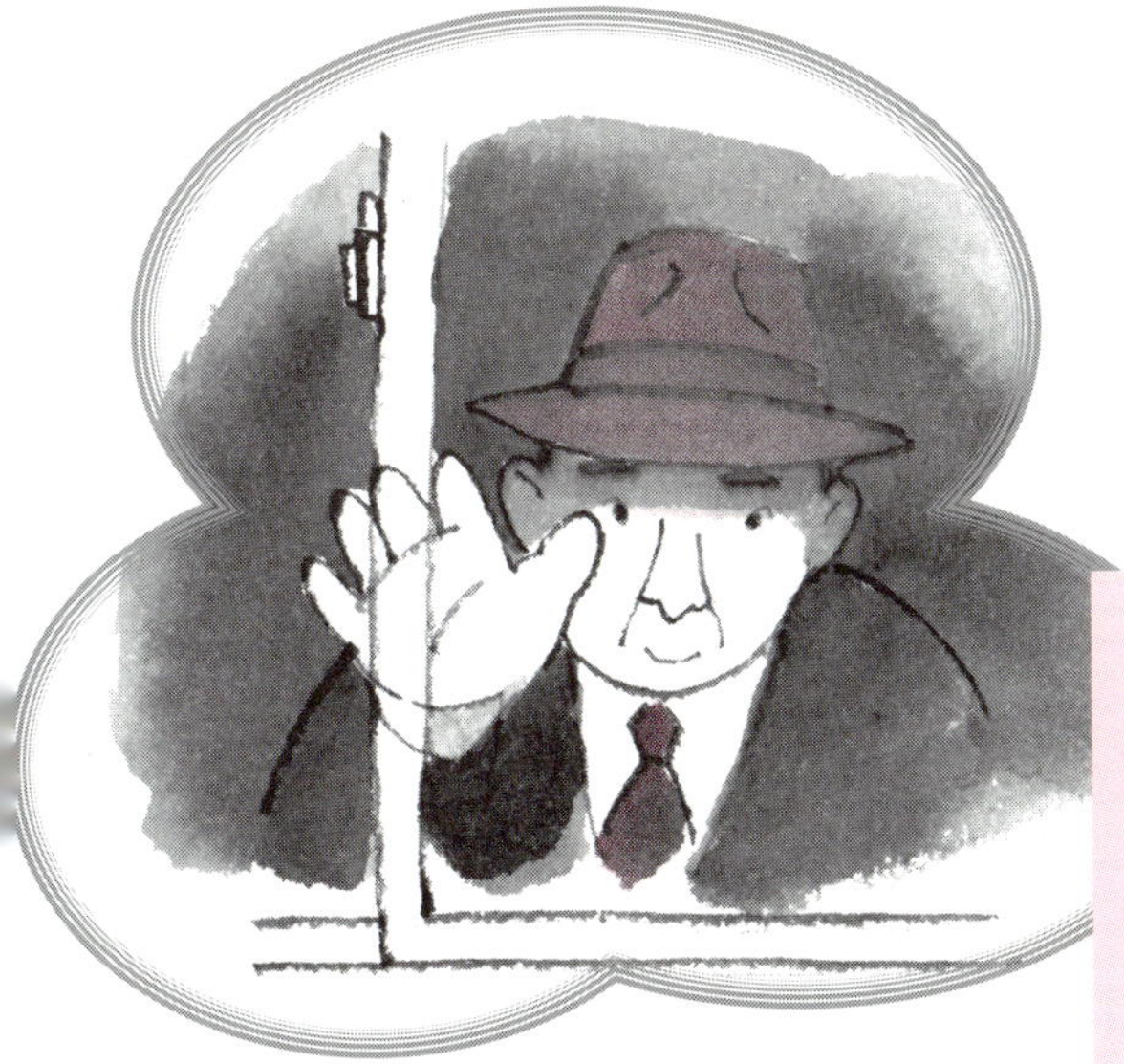

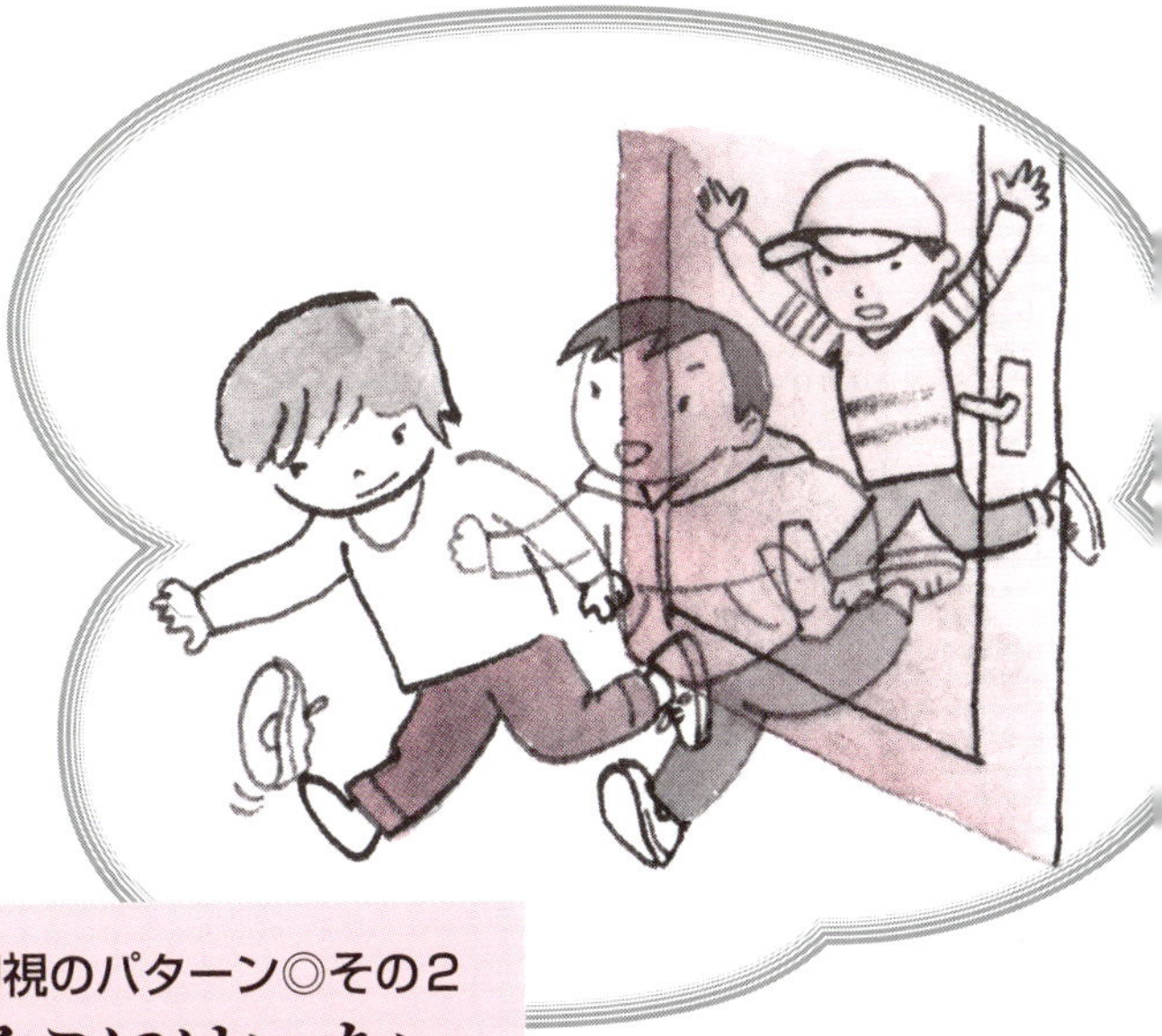

幻視のパターン◎その２

そこにはいない人が見える！

見知った人、会いたい人のこともあるが、「知らないだれか」が現れることが多い

「小さい子たちが
遊びに来たわよ。
どこの子かしら」

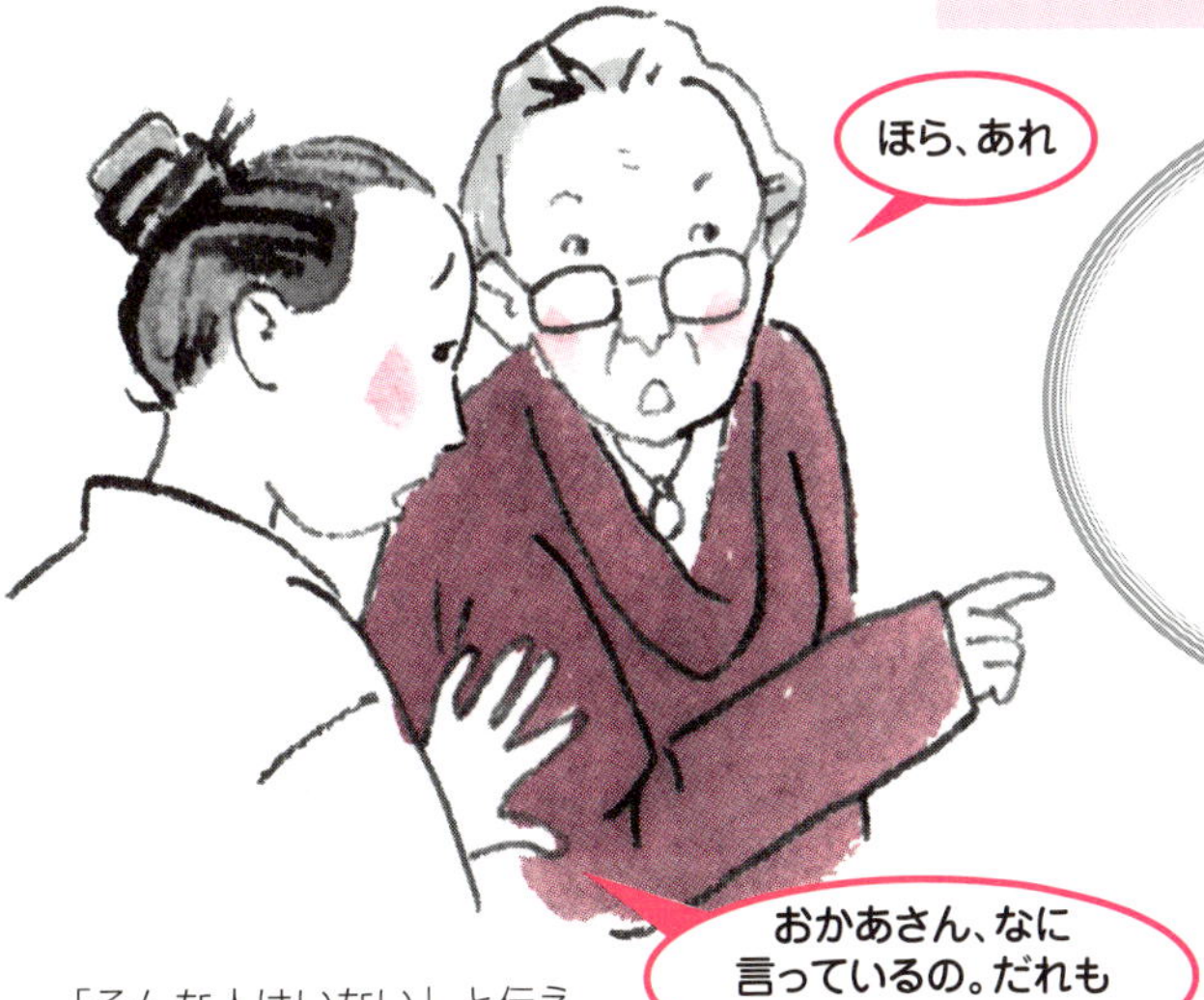
ほら、あれ
おかあさん、なに言っているの。だれもいないじゃない

「そんな人はいない」と伝えても、本人は納得できない

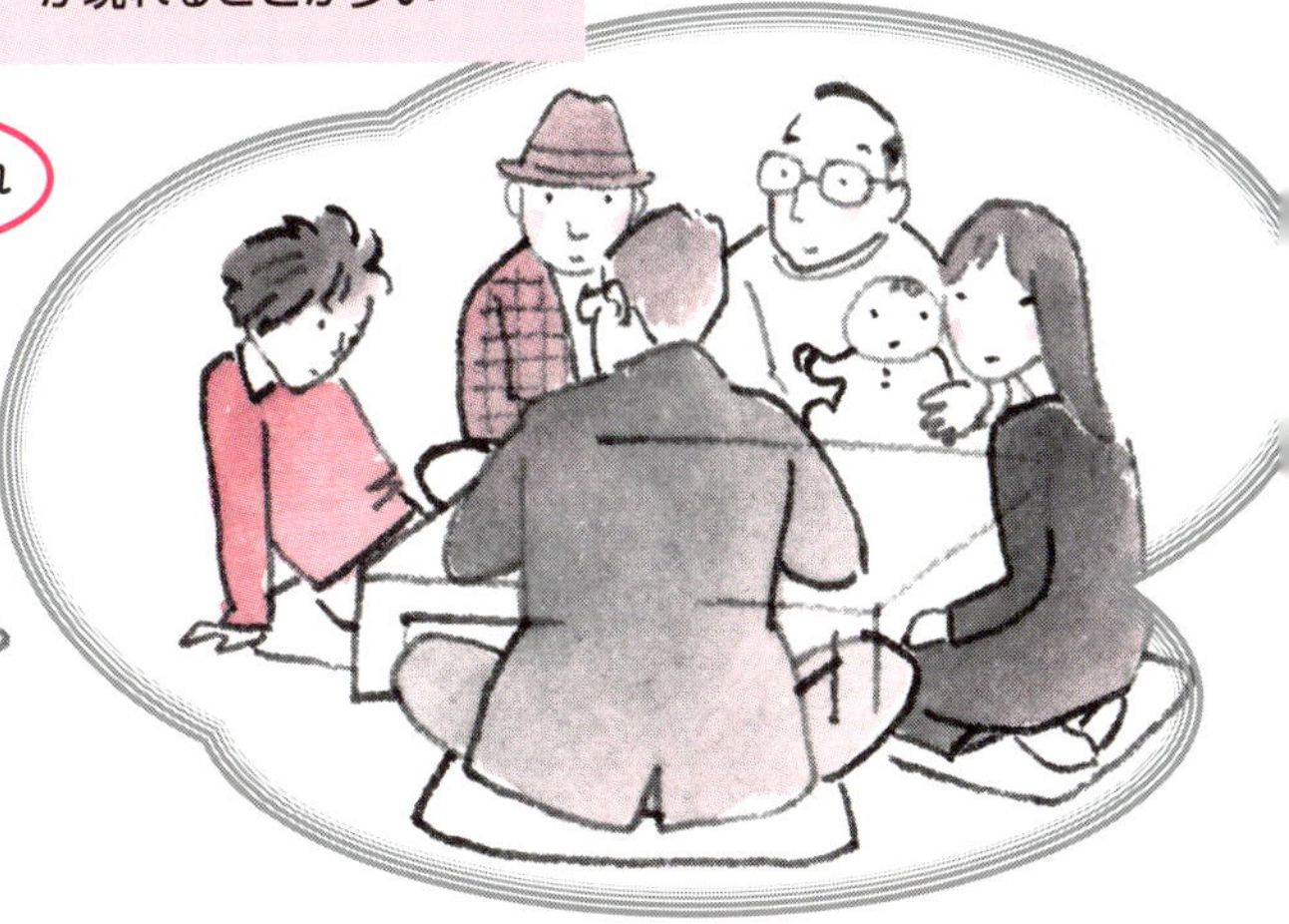

「あらあら、お客さんが
いっぱいね。お茶くらい
用意しなくちゃ」

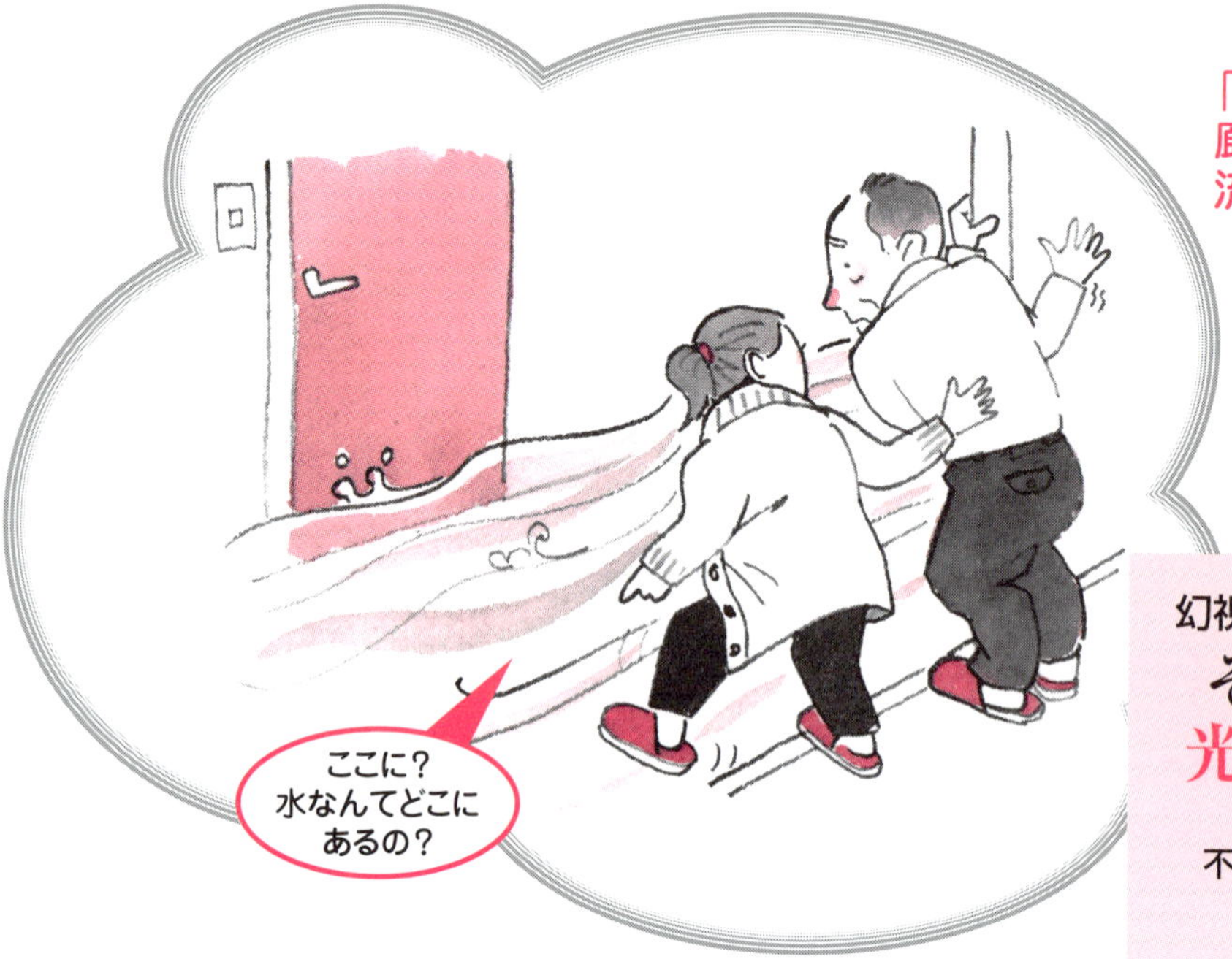

「トイレには行けないよ。
廊下を水が
流れているから」
ここに？
水なんてどこに
あるの？

幻視のパターン◎その３

そこにはない光景が見える！

自然の風景や、
不思議な現象が見えると
訴えることもある

理解しにくいふるまいの
原因になっていることも

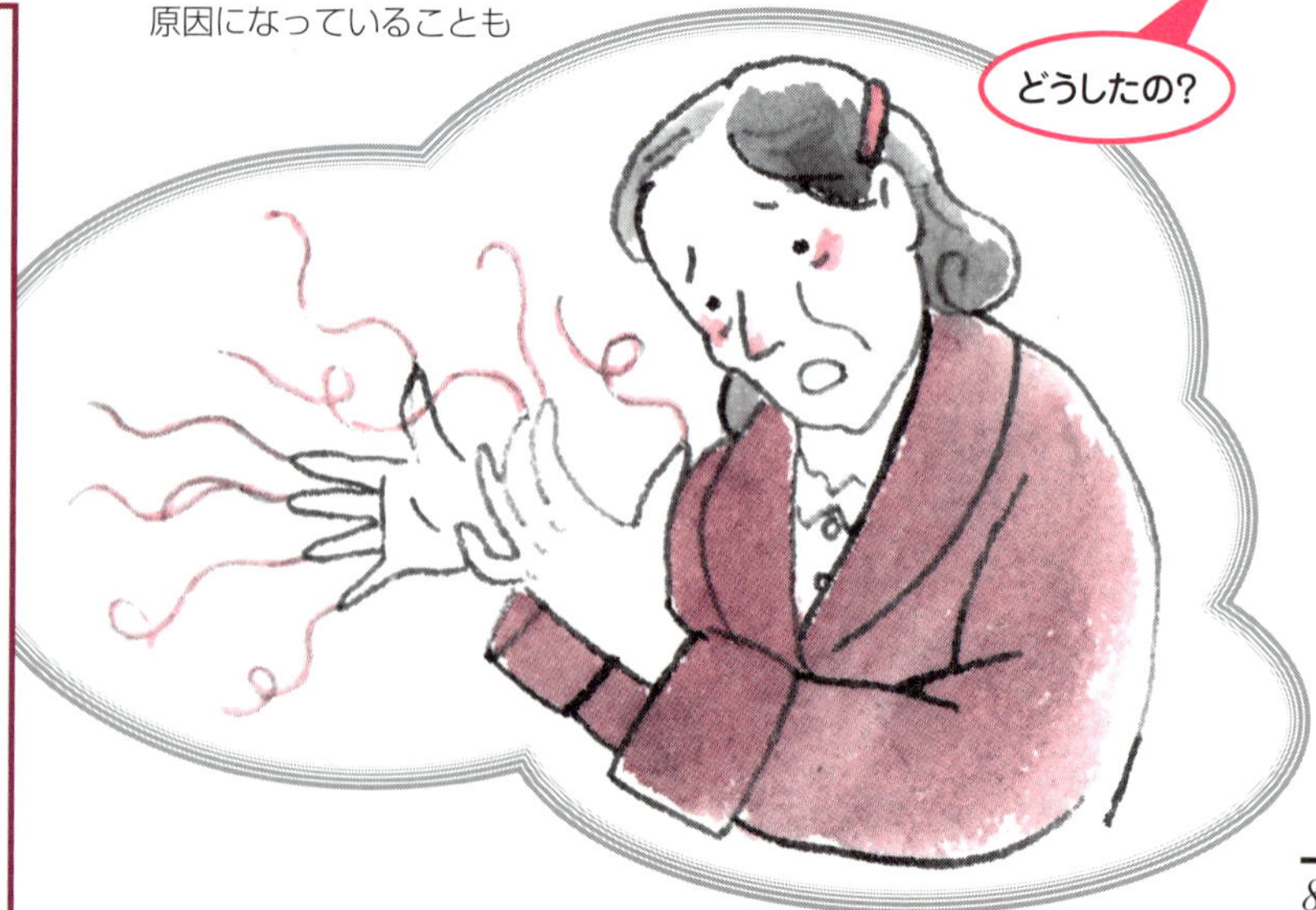

どうしたの？
「指から糸のようなものが出てくる。
これ、いったいなにかしら？」

「おかしなことを言いだした」と心配している方へ

まわりの人には見えないものがあると訴え、「まぼろし」であることを認めようとしないご家族の言動に、不安を覚えている人もいることでしょう。

それは、「レビー小体型認知症」という病気の重要なサインかもしれません。いったいどんな病気で、どのように対応していけばよいのでしょうか？

この本で、じっくり学んでいきましょう。

1

見逃されやすい「第二の認知症」

レビー小体型認知症なんて、聞いたことがない。

患者数の少ないまれな病気だろう、と思っていませんか？

この病気、じつは高齢者の認知症の約2割を占めるほど多いことがわかってきています。ところが、見逃されたり、違う病気と思われたりしていることが少なくありません。

あなたのご家族は大丈夫でしょうか？

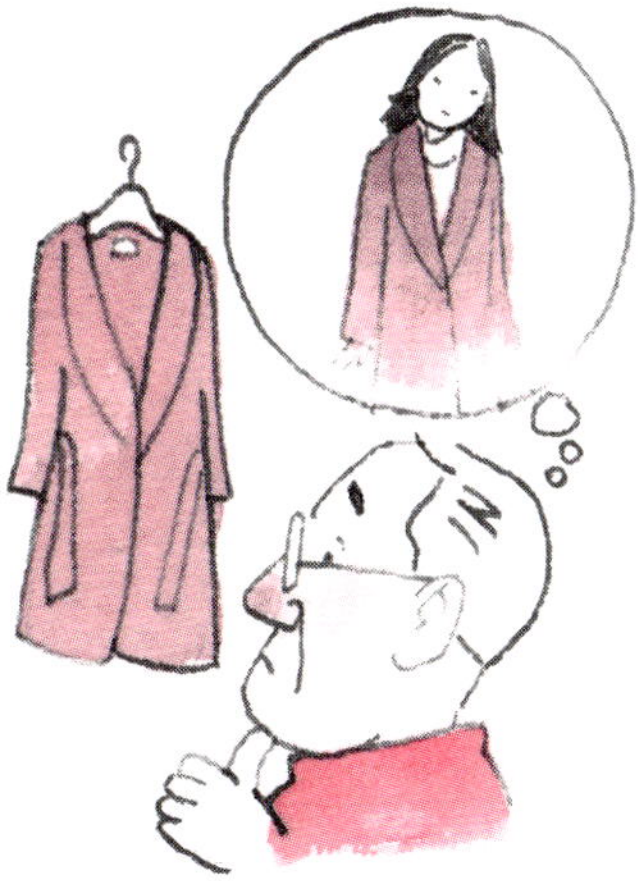

日本で発見された「レビー小体型認知症」

「聞きなれない病名だ」と思う人がいるのも当然です。診断名が確立したのは一九九六年のこと。長い間、「レビー小体」というものが認知障害の原因になるとは知られていなかったのです。

約100年前にみつかっていたレビー小体

レビー小体と呼ばれる小さな丸い物質は、ふつうの人の脳内にはほとんどありません。その「ふつうならないもの」が最初に発見されたのは、今からおよそ100年前のこと。パーキンソン病の患者さんの脳幹《のうかん》に、たくさんのレビー小体がみつかったのです。

レビー小体が認知障害の原因になることもあるとわかったのは、その発見から半世紀以上たってからのことでした。

1817年
イギリスの医師
ジェームズ・パーキンソンが
パーキンソン病について
初めて報告

1912年
ユダヤ人の神経学者
フリードリッヒ・レビーが、
パーキンソン病患者の脳内に、
特有の物質がみられる
ことを発見

1919年
フランスのトレティアコフ
により、レビーが発見した
物質は「レビー小体※」
と命名される

※レビー小体はたんぱく質がかたまってできた小さな丸い構造物（→32ページ）

パーキンソン病との関連しか注目されてこなかった

レビー小体がみつかったのは、脳幹といわれる脳の深い部位。以後、半世紀以上にわたって、レビー小体が現れるのは脳幹だけ、パーキンソン病と関連するだけで、脳のほかの部位にはできない。できてもごく少数だという意見が支配的でした。

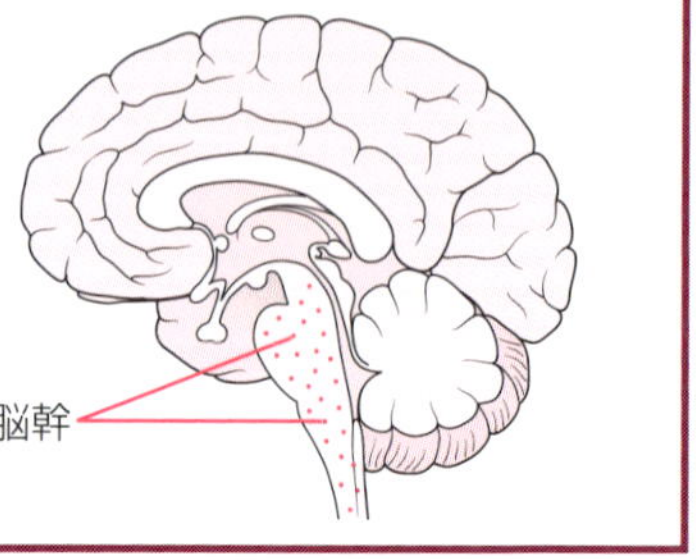

認知障害の原因とわかるまで半世紀以上かかった

認知症といえば、アルツハイマー型認知症が有名です。その原因となるアルツハイマー病が報告されたのは一九〇六年。レビー小体の発見とほぼ同時期です。

一方、レビー小体が認知障害を

大脳皮質《だいのうひしつ》にレビー小体が現れると、認知障害を引き起こすことがわかった！

レビー小体が大脳皮質にも現れることを発見・報告したのが、小阪医師。認知障害を引き起こす原因になることが明らかにされました。

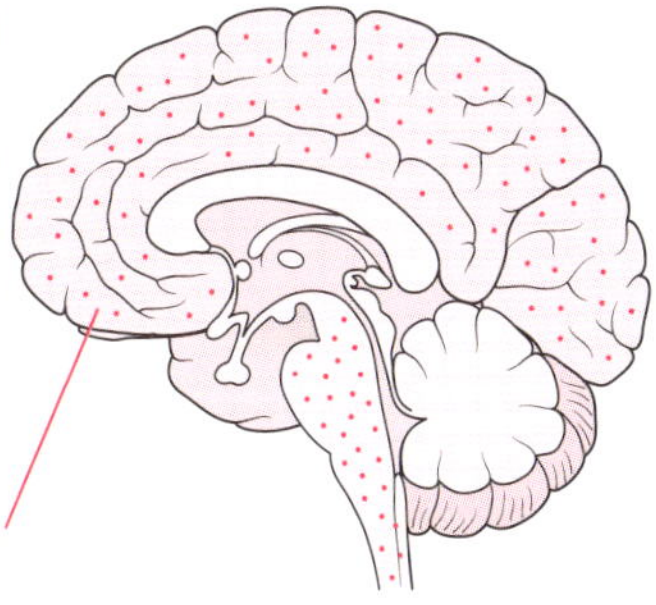
大脳皮質は認知機能に深くかかわる部位

1976年
日本の小阪憲司が、この年以降の一連の研究で、大脳皮質にも多数のレビー小体がみられ、認知障害・パーキンソン症状を示す症例を世界で初めて報告

1980/1984年
「レビー小体病」「びまん性レビー小体病」という病名を提唱

1996年
「レビー小体型認知症」の命名が決定。診断基準が発表される

2005年
診断基準改訂版の発表。パーキンソン病とレビー小体型認知症をまとめて「レビー小体病」と呼ぶことが提唱された（→2章）

引き起こすことがあるとわかり、「レビー小体型認知症」と命名されるまでには長い時間がかかりました。その間に、認知症＝アルツハイマー型認知症というイメージが定着した感がありますが、アルツハイマー型認知症は、認知症のひとつのタイプにすぎないのです。

日本発の報告を皮切りに世界が動いた

レビー小体型認知症の発見者は、本書の監修者・小阪憲司医師です。多くの認知症の患者さんに接するなかで、「アルツハイマー型認知症とは違う」と思われる人がいることに気づき、病理解剖を重ねた結果、「脳幹以外には現れない」とされてきたレビー小体を大脳皮質で多数発見したのです。

小阪医師による大脳皮質型のレビー小体についての詳細な症例報告を皮切りに、一九八〇年代以降、世界各国から同じような症例が報告され、「レビー小体型認知症」の存在が明らかになりました。

どんな病気？②

じつは認知症のなかで一番目に多い病気

高齢になればなるほど、認知症になる人は増えていきます。レビー小体型認知症も認知症のひとつ。じつはアルツハイマー型認知症に次いで多いことがわかってきました。

正確に診断されていないことが多い

認知症は、さまざまな原因で脳の働きが低下し、生活に大きな問題を引き起こしている状態を指し示す言葉。認知症は、もとになる病気によってタイプが違います。もっともよく知られているのがアルツハイマー型認知症。次いで多いのがレビー小体型認知症です。

ところが、実際にレビー小体型認知症と診断されている人の数はそれほど多くありません。誤診されやすいこと、アルツハイマー型認知症との合併もあることなどから、患者さんの多くは正確な診断を受けられていないのが実情です。

▼認知症の推計患者数

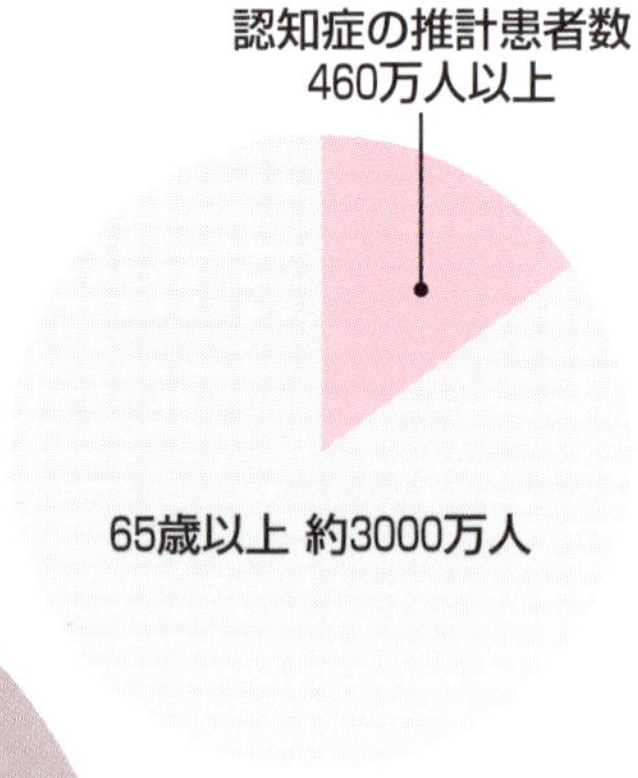

認知症の推計患者数
460万人以上
65歳以上 約3000万人

65歳以上の人の15%は認知症と報告されている

（2012年時点。厚生労働省研究班の推計による）

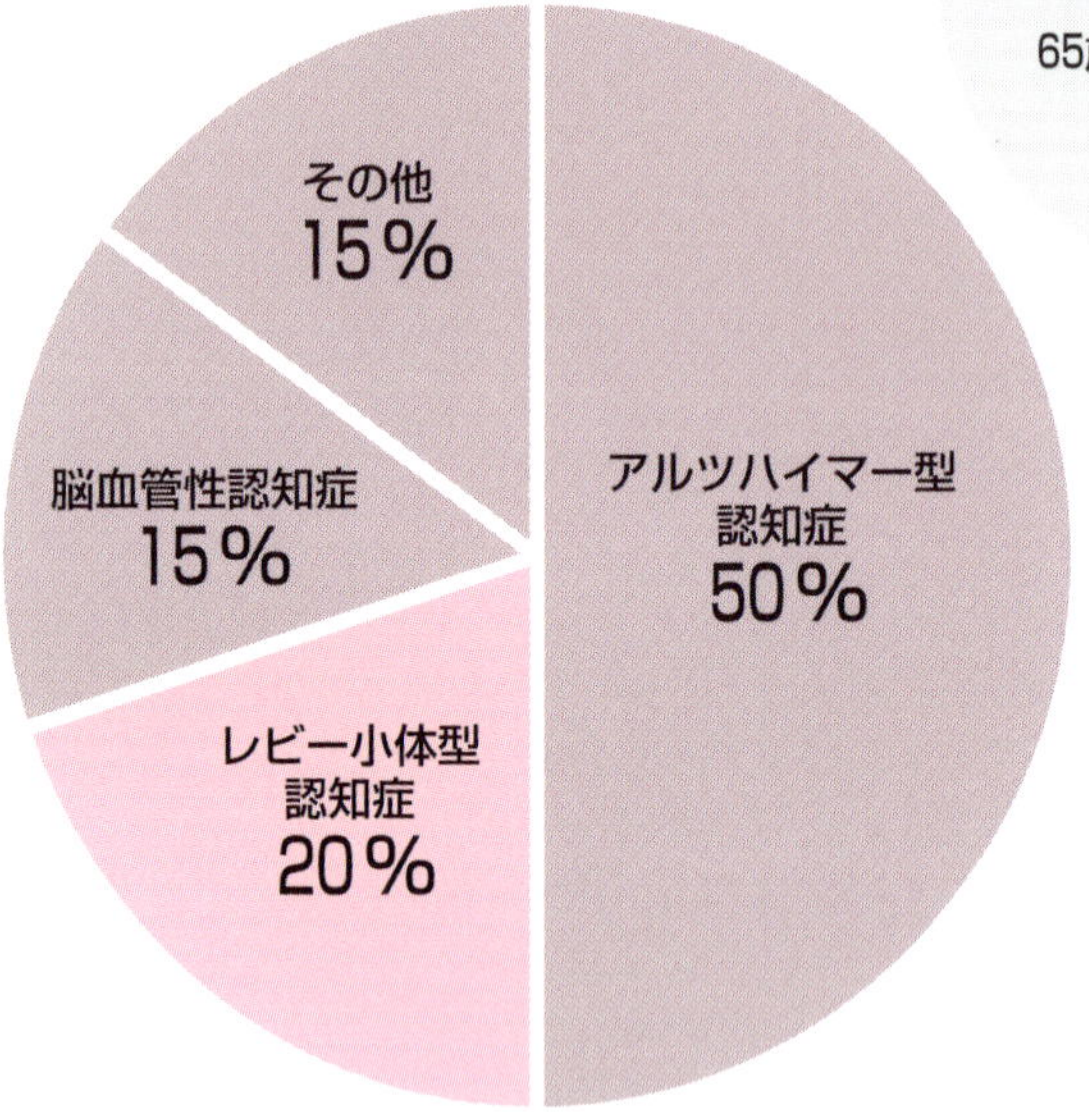

その他
15%
脳血管性認知症
15%
アルツハイマー型
認知症
50%
レビー小体型
認知症
20%

◀認知症の種類と割合

脳の解剖に基づく調査などを参考に、認知症の種類と、おおよその割合を示したもの

推計患者数は90万人以上!?

近年、認知症に占めるレビー小体型認知症の割合は、20%程度といわれるようになっています。認知症の推計患者数は460万人以上。その20%ですから、レビー小体型認知症を患っている人は、90万人以上にのぼる可能性があります。

三大認知症はそれぞれ特徴が違う

レビー小体型認知症は、アルツハイマー型認知症、脳血管性認知症とともに三大認知症ともいわれます。「認知症」とひとくくりにされがちですが、原因は異なり、特徴にも違いがあります。

	レビー小体型認知症	アルツハイマー型認知症	脳血管性認知症
原因	レビー小体という特殊なものができることで、神経細胞が死滅してしまう	老人斑《そうじんはん》や神経原線維《しんけいげんせんい》変化《へんか》が、海馬《かいば》という部位を中心に脳に広範に出現。脳の神経細胞が死滅していく	脳梗塞、脳出血などが原因で、脳の血液循環が悪くなり、脳の一部が壊死《えし》してしまう
画像でわかる脳の変化	はっきりした脳の萎縮《いしゅく》はみられないことが多い	海馬を中心に脳の萎縮がみられる	脳が壊死したところが確認できる
男女比	男性がやや多い	女性に多い	男性に多い
初期症状	●幻視・妄想 ●うつ状態 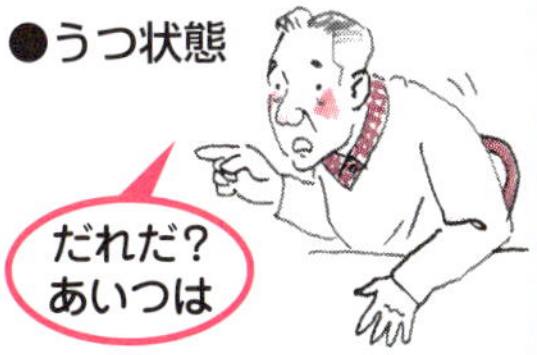 「まぼろし」が発症のサインであることも	●もの忘れ 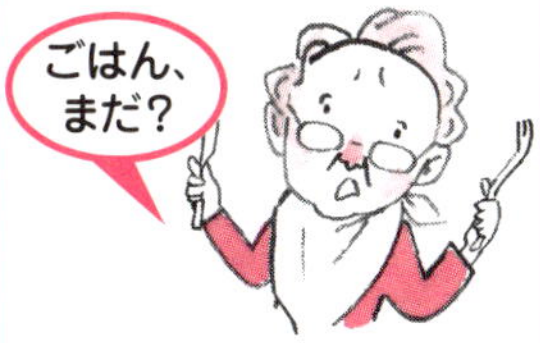 「さっきのこと」をすっかり忘れてしまう	●もの忘れ 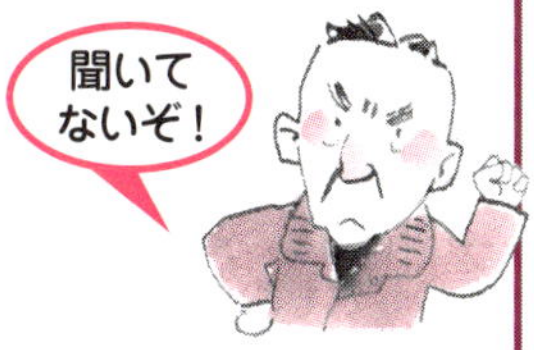 自分の感情を抑えにくくなるのも症状のひとつ
特徴的な症状	●幻視・妄想 ●うつ状態 ●パーキンソン症状 ●認知の変動 ●睡眠時の異常言動 ●認知障害（→44ページ） ●自律神経症状 など	●もの忘れ ●認知障害 ●もの盗られ妄想 ●徘徊 ●とりつくろい など	●比較的軽いもの忘れ ●認知障害 ●手足のしびれ・麻痺《まひ》 ●感情のコントロールがうまくいかない など
経過	ゆるやかに進行することが多いが、まれに急速に認知機能が低下することもある	ゆるやかに進行する	原因となる病気によって異なるが、比較的急に発症し、段階的に進行していくことが多い

どんな病気？③

はじまりの多くは「もの忘れ以外」の症状

レビー小体型認知症では、もの忘れなどの認知障害が現れる前に、多彩な症状が出てきます。それだけに、なかなか正しく診断されないという問題が生じがちです。

早い時期に現れやすい症状

レビー小体型認知症の症状は多彩です。初めのうちは、「もの忘れ」に代表されるような認知機能の低下は目立ちません。

「まだまだしっかりしている」と思っても、病気は始まっています。早めに異変に気づくために、現れやすい症状を確認しておきましょう。

レビー小体型認知症の進み方

初期

幻視・誤認
ないものが見えたり、見間違いが多くなったりする。妄想に発展することもある
（→ 20 ページ）

パーキンソン症状
筋肉のこわばりなどが生じ、体がうまく動かせなくなる
（→ 24 ページ）

レム睡眠行動障害
就寝中に叫んだり、暴れたりする
（→ 26 ページ）

うつ
うつ状態が続き、元気がない
（→ 22 ページ）

薬への過敏症
すべての期間を通じて、とくに向精神薬※に対して敏感に反応しやすい
（→ 30 ページ）

※ 抗精神病薬、抗不安薬、抗うつ薬など

自律神経症状
ふらつきや便秘など、体の不調に悩まされる
（→ 28 ページ）

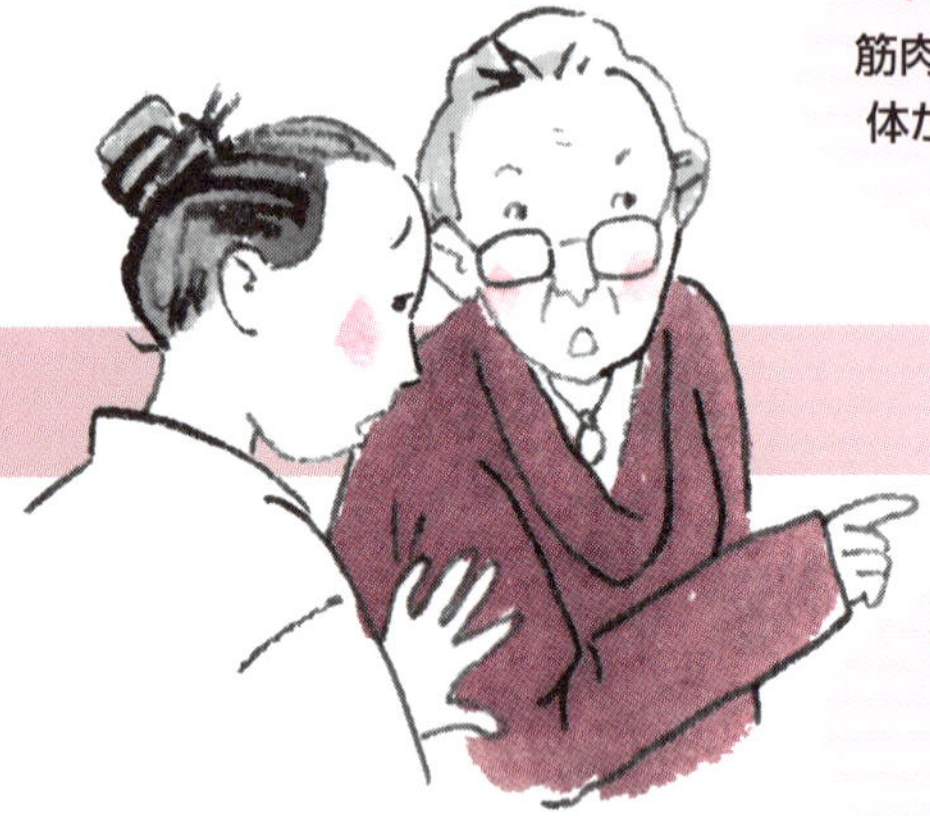

ほかの認知症に特徴的な「もの忘れ」の症状は、初めのうちは目立たない

認知機能の低下はあとから出てくる

認知症の１タイプとはいえ、レビー小体型認知症で認知障害が目立ちはじめるのは、ある程度、病状が進んでからというのが一般的です。

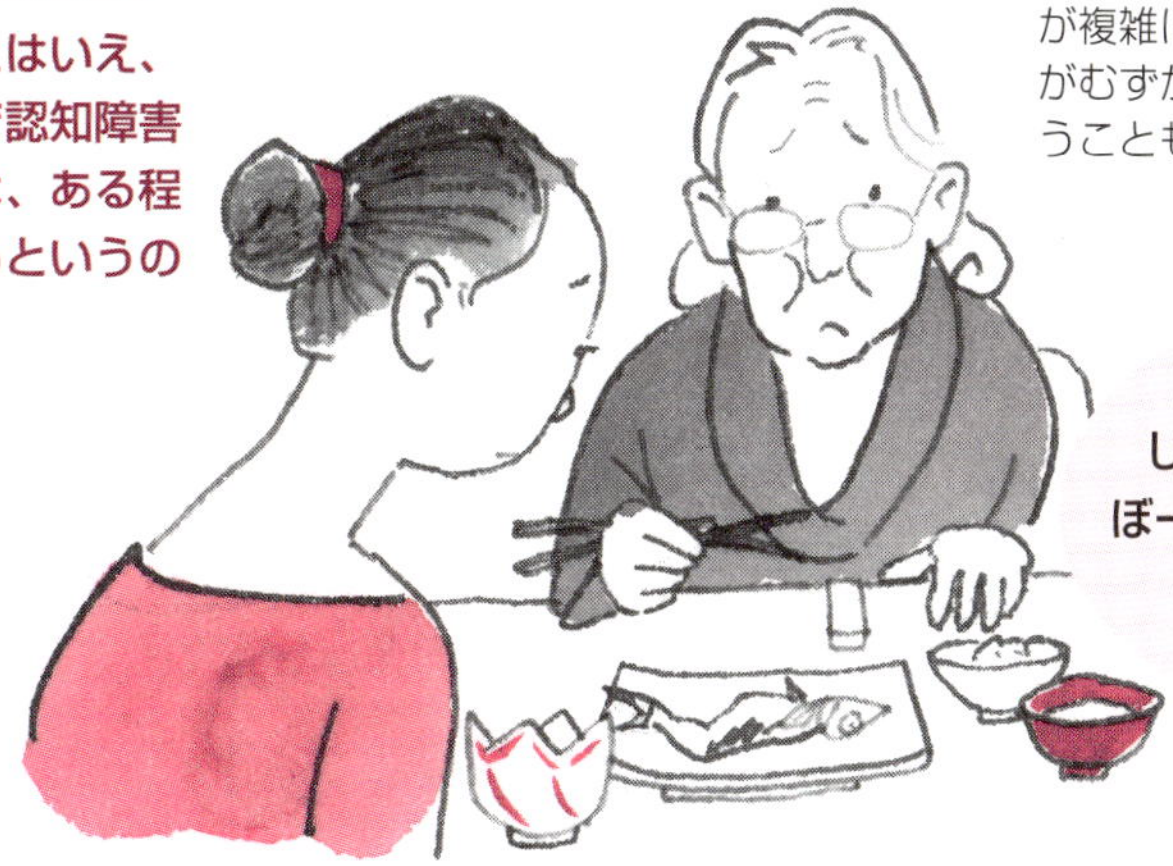

レビー小体型認知症は、直接の死因になることはないが、それぞれの症状が複雑に絡み合い、対応がむずかしくなってしまうこともある

認知の変動

しっかりしているときと、ぼーっとしているときの差が大きくなる（→ 18 ページ）

時間の経過

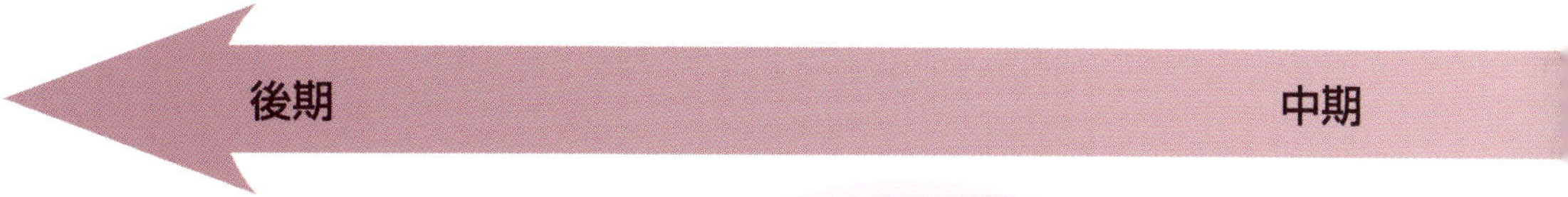

認知機能の低下

記憶障害、判断力の低下などが目立つようになる（→ 44 ページ）

アルツハイマー型認知症が加わることも

高齢になると、アルツハイマー型認知症も起こりやすくなる。認知機能の低下は、アルツハイマー型認知症の影響が強いと考えられる場合もある（→ 40 ページ）

認知障害だけにとらわれないで

認知症というと、記憶障害が現れるアルツハイマー型認知症のイメージが根強いかもしれません。「レビー小体型認知症も認知症のタイプのひとつだから、同じようなものだろう」と思うかもしれませんが、それは違います。

レビー小体型認知症で認知障害が目立つようになるのは、病気が進んだ中期以降であることが一般的。「認知症」という言葉にとらわれていると、その前から現れている多彩な症状を見逃したり、ほかの病気と誤診したりするおそれがあります。

見逃すことの問題

不適切な対応で症状が悪化することも

病気の存在が見逃されたり、ほかの病気と思われたりすることが多いレビー小体型認知症。早めに正しい診断を受け、適切な治療を始めることがなぜ重要なのでしょう？

「生活の質」に大きな差が出る

ほかのタイプの認知症と同様に、レビー小体型認知症を完全に治す方法はわかっていません。しかし、病気の存在に気づけば、その後の経過は違ってきます。

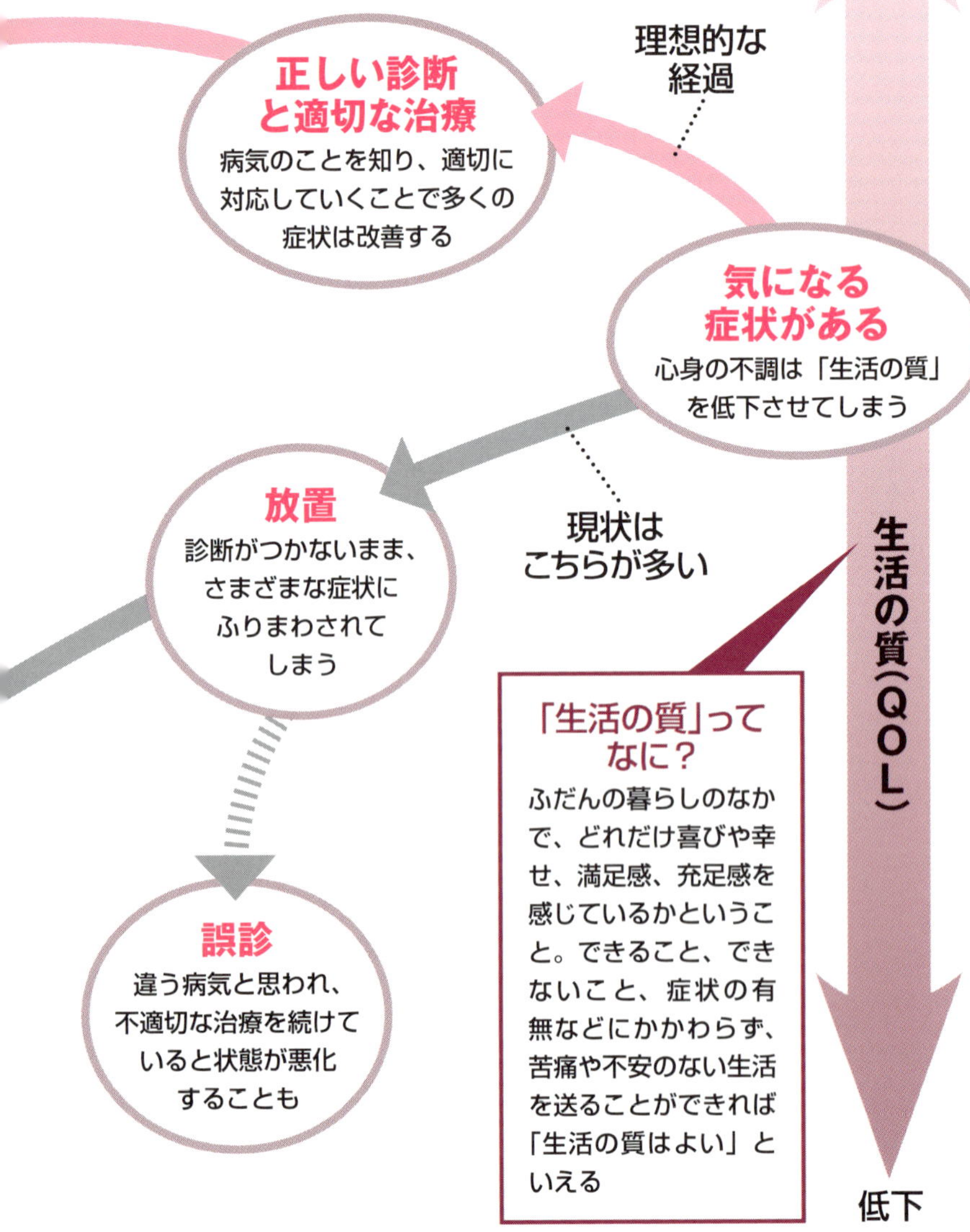

上昇
生活の質（QOL）
低下
理想的な経過
正しい診断と適切な治療
病気のことを知り、適切に対応していくことで多くの症状は改善する
気になる症状がある
心身の不調は「生活の質」を低下させてしまう
現状はこちらが多い
放置
診断がつかないまま、さまざまな症状にふりまわされてしまう
誤診
違う病気と思われ、不適切な治療を続けていると状態が悪化することも
「生活の質」ってなに？
ふだんの暮らしのなかで、どれだけ喜びや幸せ、満足感、充足感を感じているかということ。できること、できないこと、症状の有無などにかかわらず、苦痛や不安のない生活を送ることができれば「生活の質はよい」といえる

早期からの治療で生活上の問題は減らせる

年をとればだれでもどこかしら不具合をかかえるようになっていきます。若い頃と同じようにはいきません。それでも、適切に対応していけば、つらさ、苦しさは減り、いきいきと生活することはできます。

レビー小体型認知症で起こる多彩な症状は、対応のしかたがわからないと生活全体に暗い影を落としてしまうかもしれません。そのような事態をさけるためには、レビー小体型認知症はどのような病気なのかをきちんと学んでおくことが必要です。見逃し・誤診が防げれば、おのずと対応のしかたもわかってきます。

レビー小体型認知症では、多くの場合、認知機能の低下が目立つのはかなり病気が進んでからです。その前に正しい診断を受け、治療を始めることで、「生活の質」の維持・向上が期待できます。

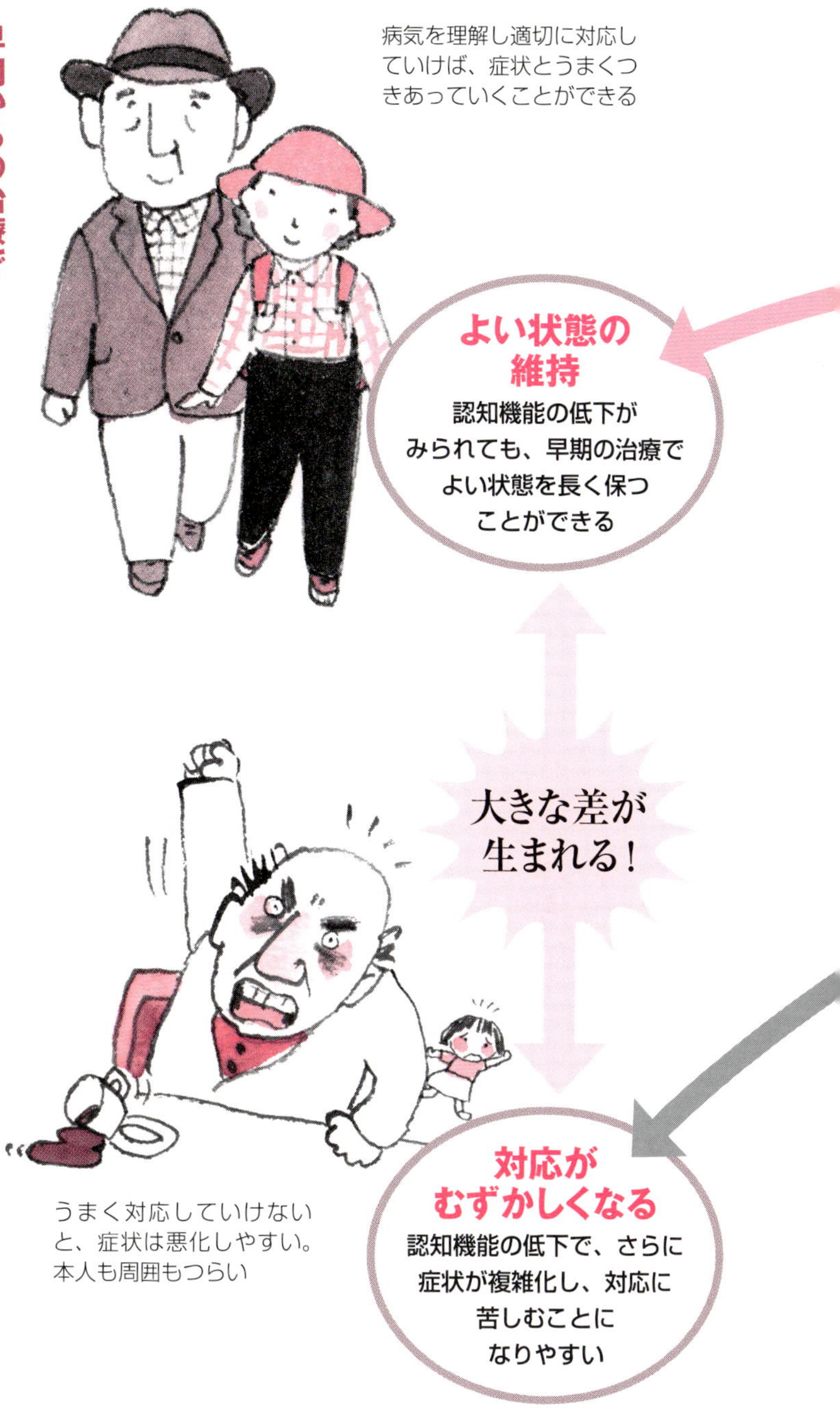
病気を理解し適切に対応していけば、症状とうまくつきあっていくことができる
よい状態の維持
認知機能の低下がみられても、早期の治療でよい状態を長く保つことができる
大きな差が生まれる！
対応がむずかしくなる
認知機能の低下で、さらに症状が複雑化し、対応に苦しむことになりやすい
うまく対応していけないと、症状は悪化しやすい。本人も周囲もつらい

見逃される理由①

とてもしっかりしているときもある⇒「年のせい」と納得してしまう

レビー小体型認知症の特徴のひとつは、認知機能が変動しやすいこと。しっかりしているときもあるために、「病気」と思われていないことがあります。

「しっかり」と「ぼーっ」をくり返す

話しかけても反応が鈍く、「これはおかしい」と思って心配していると、次の日にはしっかり受け答えをしているので安心する――こうしたくり返しが、レビー小体型認知症ではよくみられます。

状態がよいときには理解力も判断力もあり、しっかり受け答えできる

おいしいわね
よかった元気だわ

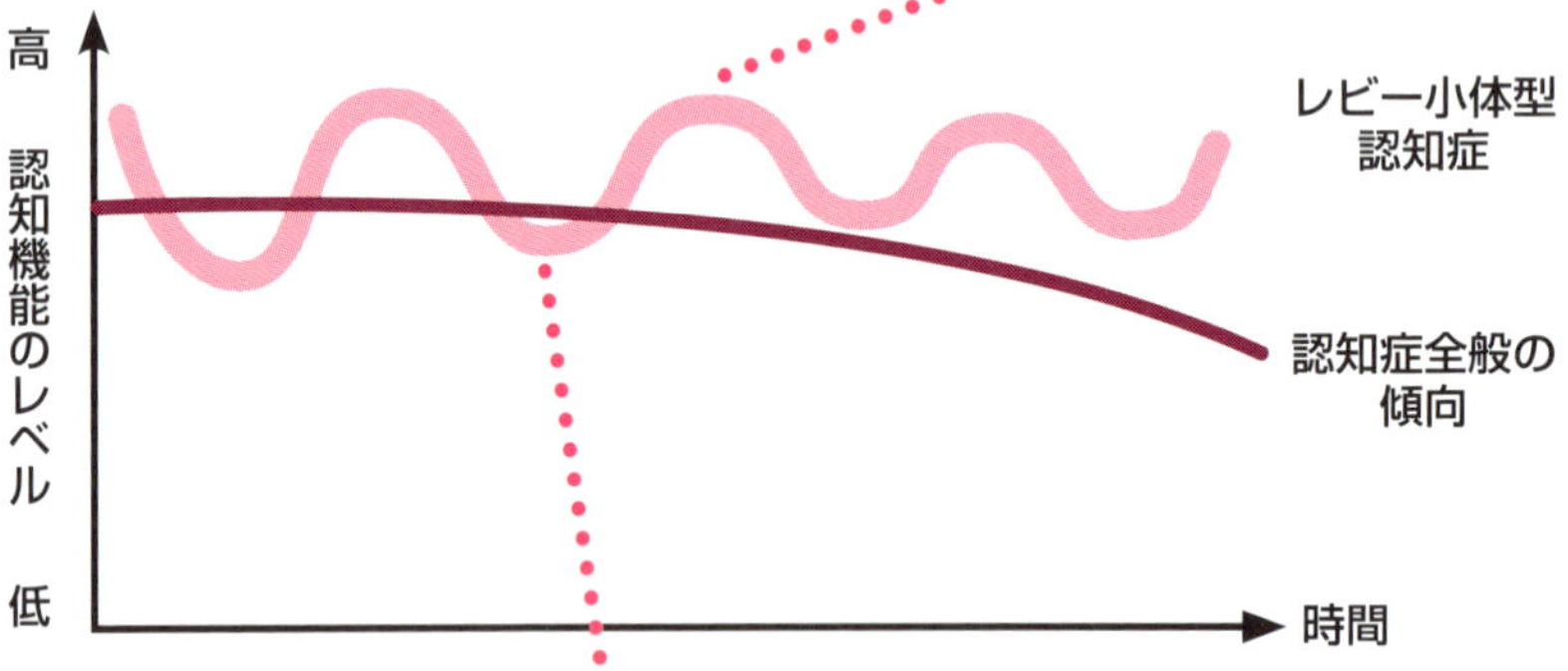

高
認知機能のレベル
低
時間
レビー小体型認知症
認知症全般の傾向

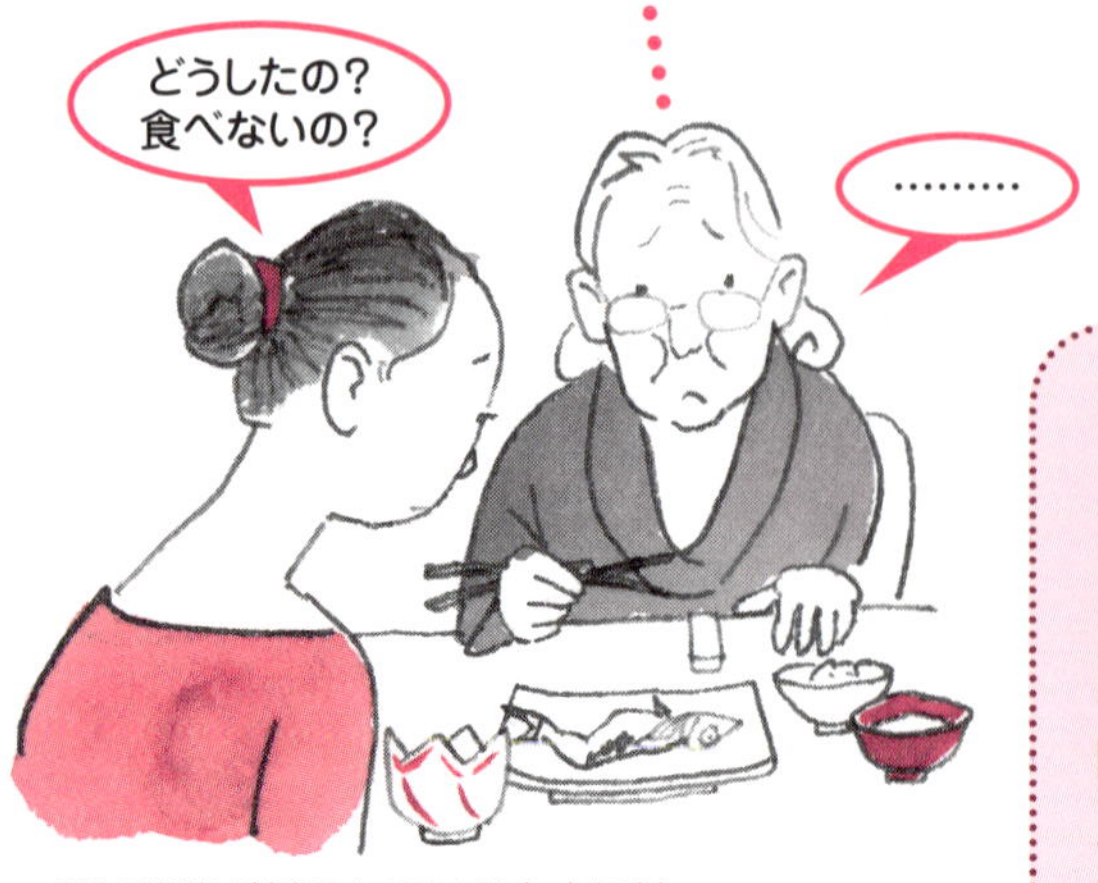

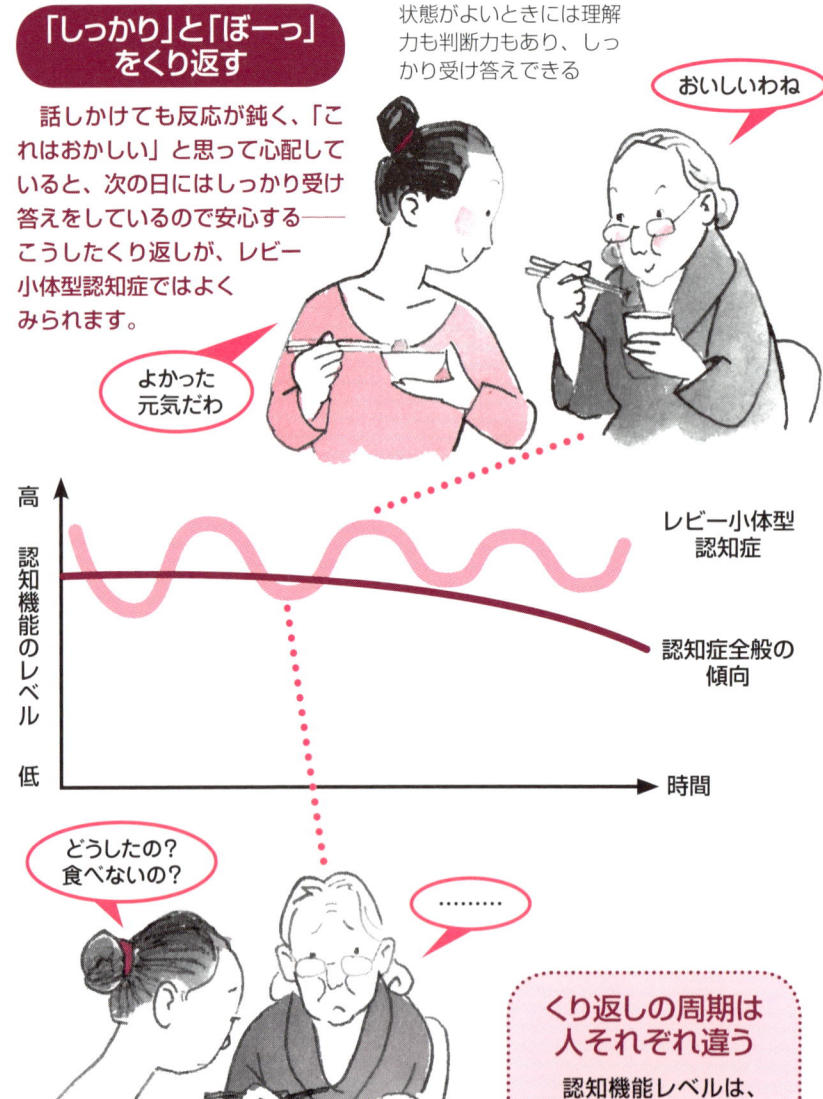

どうしたの？食べないの？
………

認知機能が低下しているときには、会話も成り立ちにくい

くり返しの周期は人それぞれ違う

認知機能レベルは、日によって異なる人もいれば、1日のなかの時間帯によって異なる人もいるなど、さまざまです。

ありがちな対応

明らかに「これは変だ」と思うようなことがないかぎり、「認知症かもしれないから、病院に行こう」とは、なかなか口にしにくいもの。よい状態のときがあると、「こんなにしっかりしているのだから大丈夫」と、受診を先延ばしにしてしまいがちです。

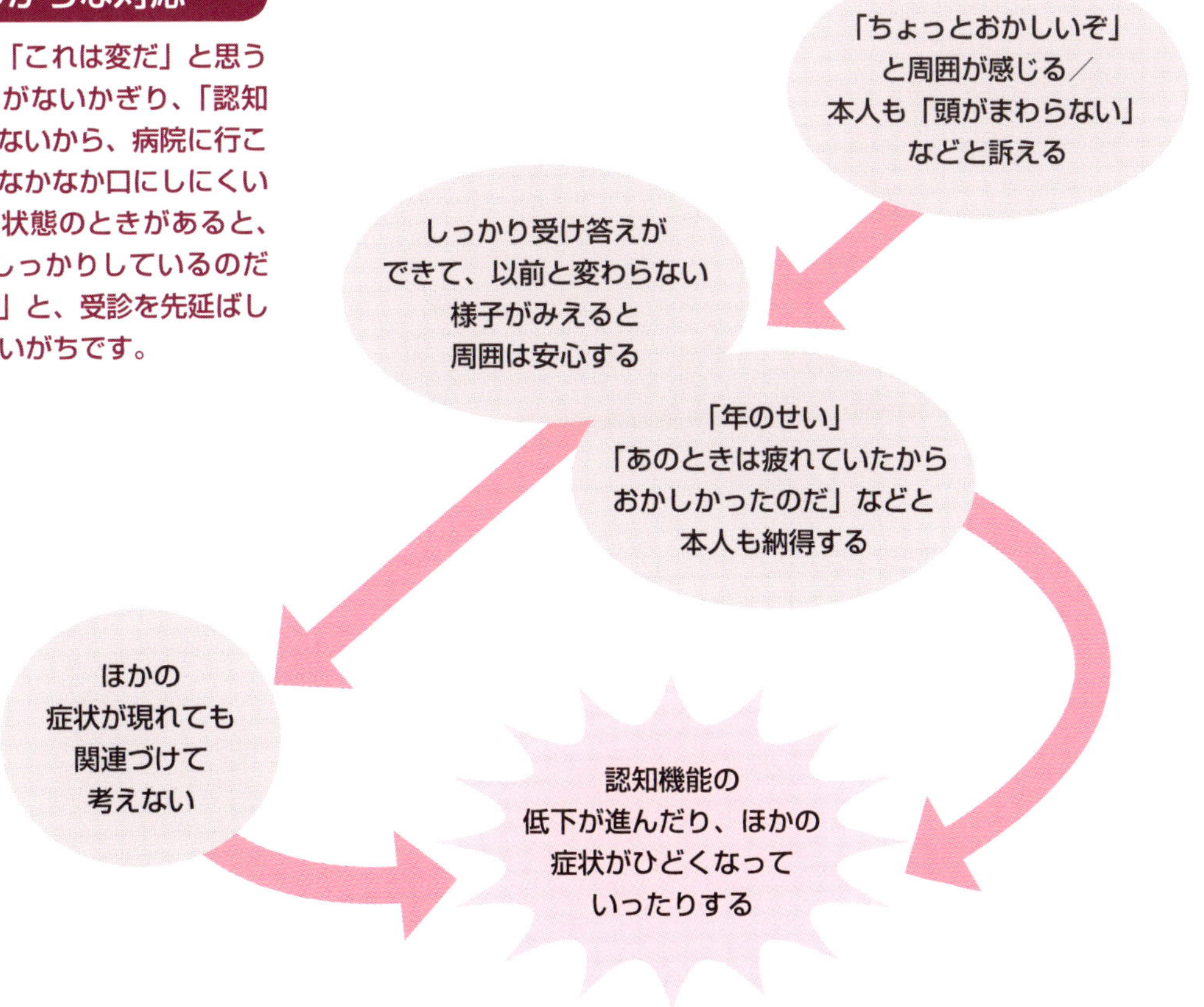
「ちょっとおかしいぞ」と周囲が感じる／本人も「頭がまわらない」などと訴える
しっかり受け答えができて、以前と変わらない様子がみえると周囲は安心する
「年のせい」「あのときは疲れていたからおかしかったのだ」などと本人も納得する
ほかの症状が現れても関連づけて考えない
認知機能の低下が進んだり、ほかの症状がひどくなっていったりする

認知機能のレベルに波があるのが特徴

認知症は一般に、記憶力や理解力、判断力など、脳の認知機能が低下し、徐々に進んでいきます。

しかし、レビー小体型認知症の場合には、直線的な変化というより、波のような変化が起きやすくなります。レビー小体型認知症の特徴のひとつで、「認知の変動」といいます。脳の脳幹網様体《のうかんもうようたい》という、意識レベルを一定に保つ働きのある部位の障害が関係していると考えられています。

見逃しを防ぐポイント

- 認知機能の程度をみる検査は、状態のよいときだけでなく悪いときにもおこなう（→52ページ）
- ほかの症状にも注目。レビー小体型認知症が疑われる症状（→14ページ）があれば早めに受診する

幻視や誤認、妄想がひどい⇒抗精神病薬を処方される

ないものがありありと見える幻視や、見間違い（錯視《さくし》）による思い込み（誤認）、そこから起きてくる妄想などの症状は、老年期精神病や、統合失調症などという誤診をまねくもとになることがあります。

幻視・誤認が妄想を生む

本人には「確かにそこに存在するもの」として見えていますが、客観的には幻視や錯視。本人にとっては自分が見聞きした事実にもとづく合理的な考えでも、周囲の人には事実からかけはなれた妄想としか思えません。

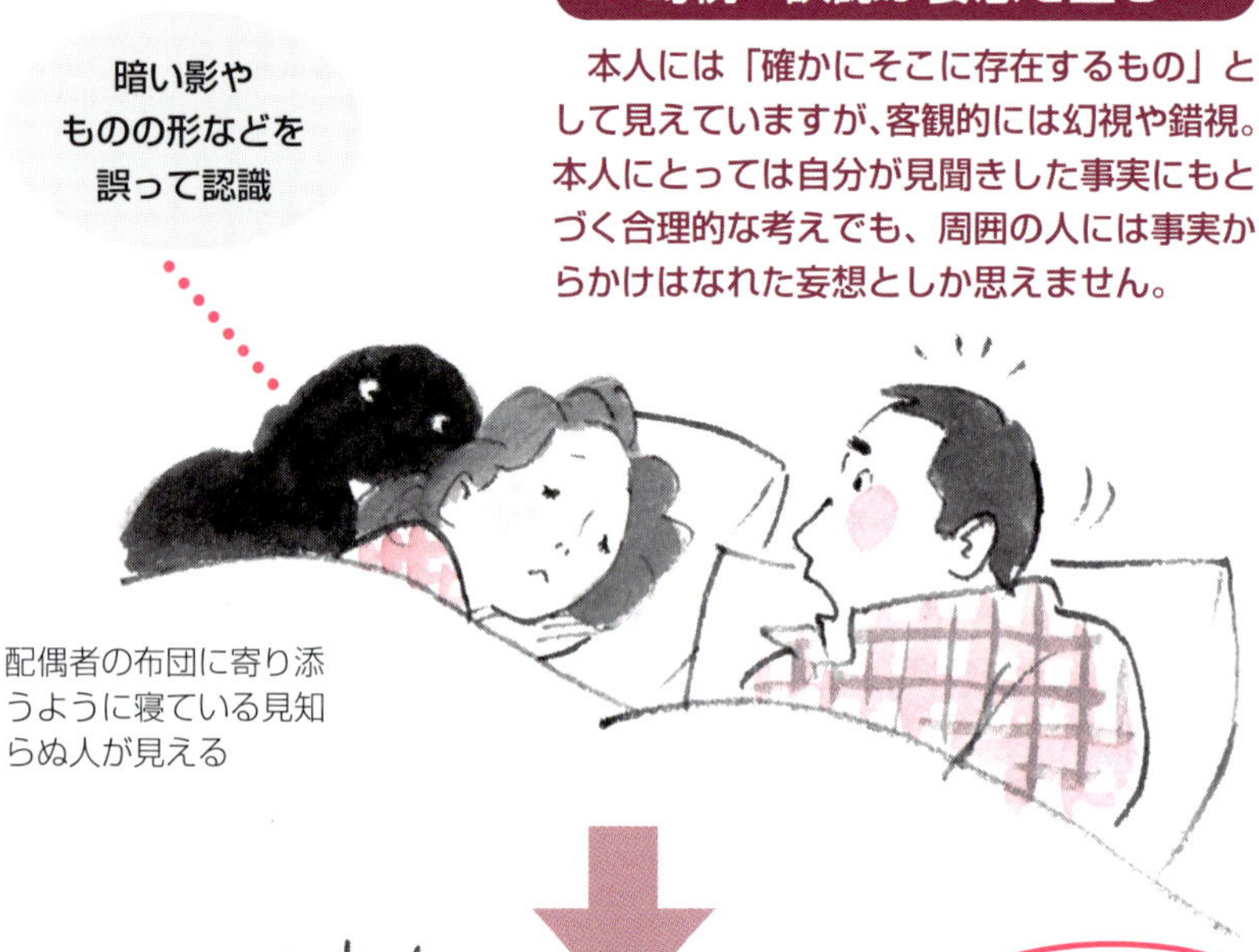
暗い影やものの形などを誤って認識

配偶者の布団に寄り添うように寝ている見知らぬ人が見える

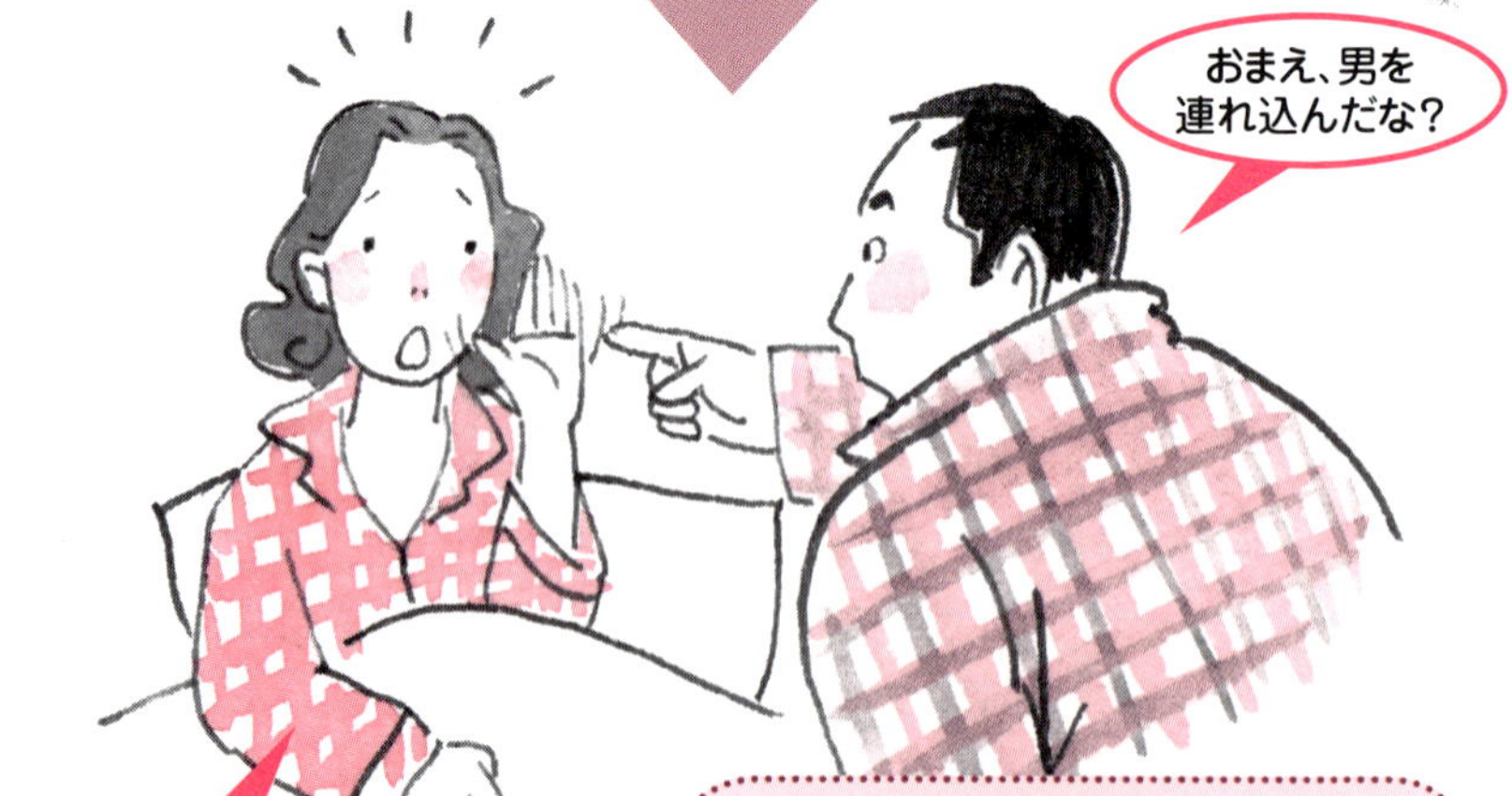
おまえ、男を連れ込んだな？
まさか！いったいなにを言いだすの？

本人は自分が見た「事実」として相手を責めるが、相手はまったく身に覚えのないことを責められ、とまどう

嫉妬妄想が生まれやすい

寝室のような薄暗いところは、幻視や錯視が現れやすいスポット。配偶者のそばに人影を見て、「愛人がいる」などという嫉妬妄想に発展することが少なくありません。

ありがちな対応

幻視や錯視、誤認がたびたび起き、そこから妄想が生じて周囲を困惑させるような言動が続くと、精神的な病気が心配されます。

ここでレビー小体型認知症に気づかれればよいのですが、別の病気と診断されてしまうこともあります。

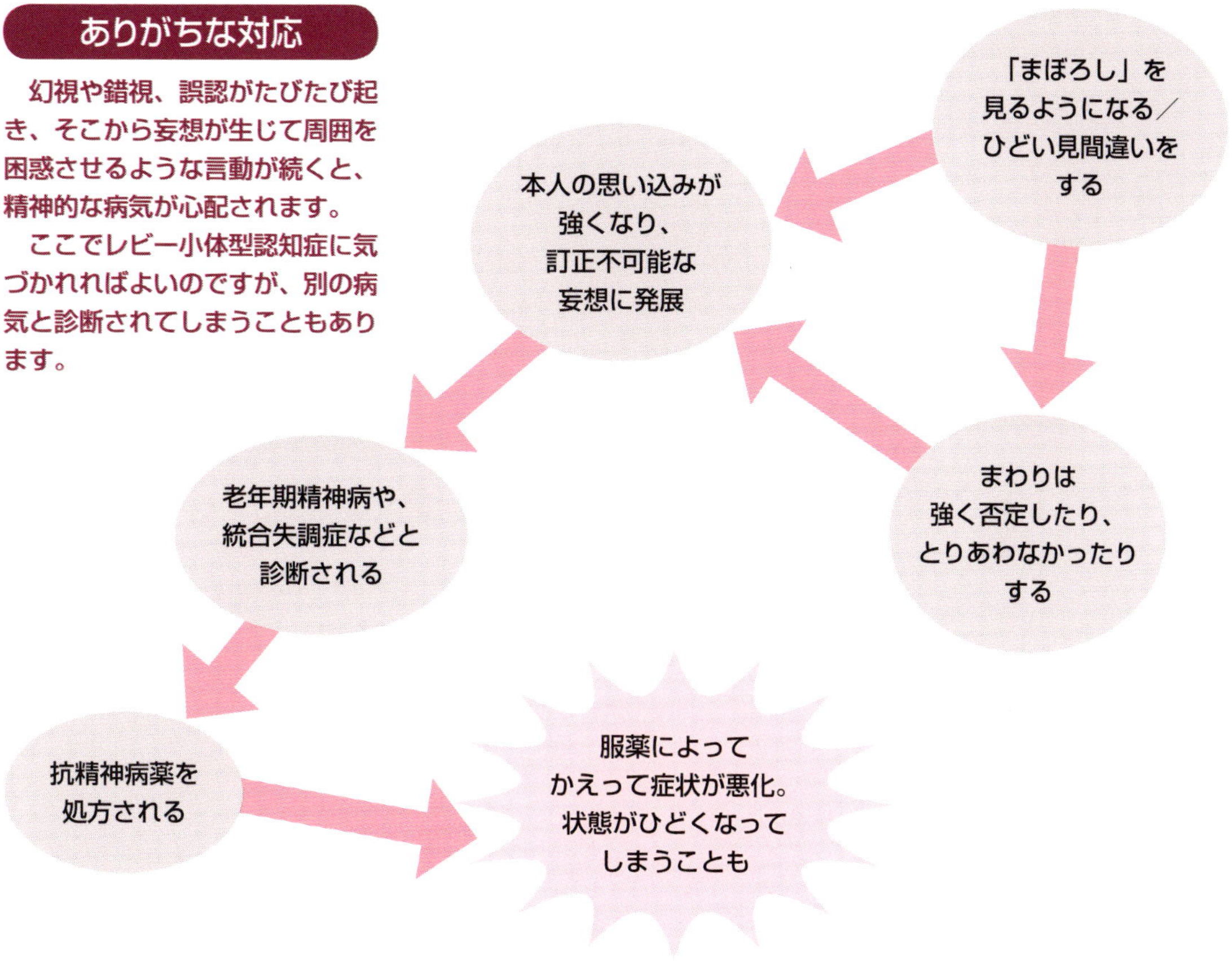
「まぼろし」を見るようになる／ひどい見間違いをする
まわりは強く否定したり、とりあわなかったりする
本人の思い込みが強くなり、訂正不可能な妄想に発展
老年期精神病や、統合失調症などと診断される
抗精神病薬を処方される
服薬によってかえって症状が悪化。状態がひどくなってしまうことも

視覚機能の問題だが「心の問題」ととらえがち

レビー小体型認知症では、脳の視覚を司る部位の障害が起きやすくなります。そのため、ないものが見える幻視や、目の前のものや模様を別のものに見間違える錯視が起こりがちです。

そうした特徴をわかっていないと、周囲の人は「突拍子もないことを言いだした」と思うでしょう。まわりの反応から本人の思い込みが強まり、妄想をもつようになることもあります。

見逃しを防ぐポイント

●ないものが見える（幻視）、見間違い（錯視）による誤った認識（誤認）が増えたなどというときは、受診する
●妄想がひどい場合にも、幻視や誤認がないか確認

見逃される理由③

うつ状態が続く⇒難治性うつ病とされる

レビー小体型認知症は、認知機能の低下が起きてくるより前に、うつ状態がひどくなることもあります。そのため、「うつ病」と診断されている人も少なくないと考えられます。

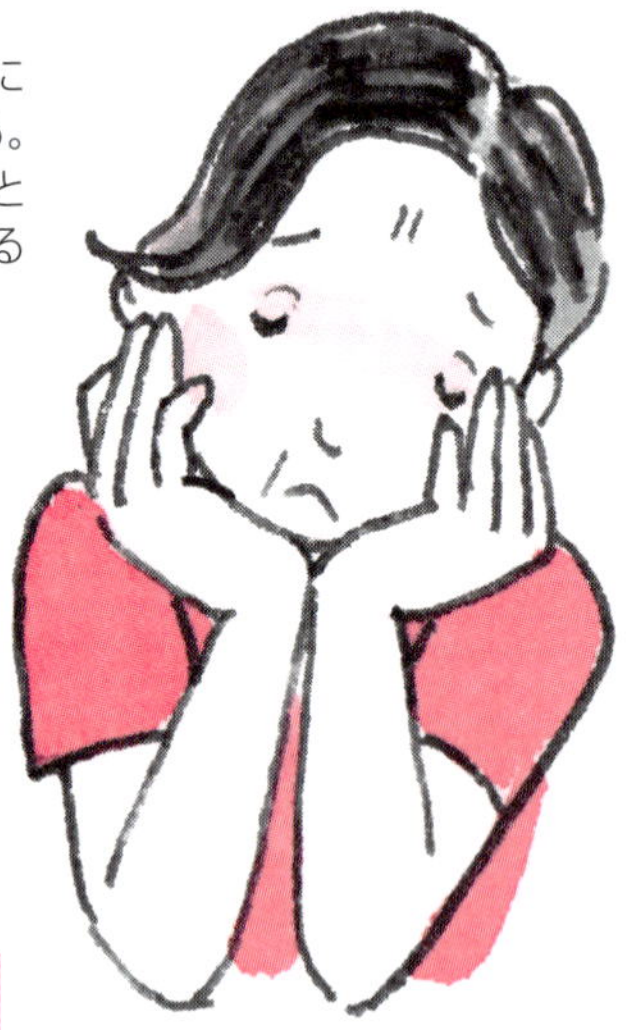

うつ病は高齢者にも多くみられる。「老年期うつ病」と診断を受けていることも

うつ病にもあてはまる症状が出やすい

うつ状態が続く「抑うつ」は、レビー小体型認知症に伴いやすい症状のひとつ。その程度は、典型的なうつ病の診断基準を満たすほどのこともあります。

1 ほとんど毎日、一日中抑うつ気分が続く

2 ほとんど毎日、一日中なににも興味がもてず、喜びを感じない

3 ひどく食欲がないか、逆にやたらに食欲が増して体重も増える

4 ほとんど毎日、眠れないか、逆に眠りすぎる

5 ほとんど毎日、イライラしてしかたがないか、なにもする気が起きない

6 ひどく疲れやすく、気力がわかない

7 いつも「自分はどうしようもない人間だ」と感じたり、「悪いのは自分」と、過剰な自責の念にかられている

8 考えが進まず、集中力、決断力が落ちた状態が続く

9 自殺をくり返し考える

ここに挙げたのは、アメリカ精神医学会が定めている、典型的なうつ病（大うつ病）の国際的な診断基準。１または２の項目を含めて５つ以上あてはまる状態が２週間以上続き、生活に支障が出ているようなら、うつ病の疑いがあるとされる
（DSM－Ⅳ－TRによる）

ありがちな対応

レビー小体型認知症の症状のひとつとしてうつ状態が現れている場合、うつ病として治療を続けているだけでは、なかなかよくなりません。

右ページの項目に当てはまるようなうつ状態が続く

↓

うつ病（65歳以上なら老年期うつ病）と診断される

↓

抗うつ薬を中心にした薬物療法が始まる

↓

あまり効果がなく何種類も薬を服用することになる

↓

うつ状態が改善されないまま、認知機能の低下などもみられるように

老年期うつ病でも認知機能の低下が起こる

高齢者のうつ病は、その半数以上に明らかな認知機能の低下がみられるといわれています。

うつ病であれば、抗うつ薬を中心にした適切な治療で、認知機能の回復がみられます。

通常のうつ病治療だけでは効果が薄い

レビー小体型認知症は初めのうち、うつ状態しか目立たないことがあるため、うつ病と診断されている人もいます。

しかし、うつ病とは原因が異なります。そのため、通常のうつ病治療だけでは、はかばかしい効果は得られません。治療していてもなかなか改善せず、「難治性うつ病」といわれている人のなかには、レビー小体型認知症の人も少なくないと考えられます。

見逃しを防ぐポイント

- うつ状態以外の症状にも注目する
- 抗うつ薬中心の薬物療法で、なかなか改善がみられないようなら、診断の見直しをお願いする

見逃される理由④

筋肉がこわばる、歩きにくい ⇒パーキンソン病と診断される

レビー小体型認知症とパーキンソン病の関係は密接です。同じような症状が現れるため、パーキンソン病と診断され、その治療だけを受けている人も少なくありません。

パーキンソン症状が起こりやすい

パーキンソン病にみられる運動面での特徴的な症状を、まとめてパーキンソン症状といいます。パーキンソン症状＝パーキンソン病とはかぎりません。レビー小体型認知症でも、パーキンソン症状が現れることがよくあります。

動かない・動きが鈍い

動きだすのに時間がかかり、ゆっくりとしか動けない。顔の表情も乏しくなる

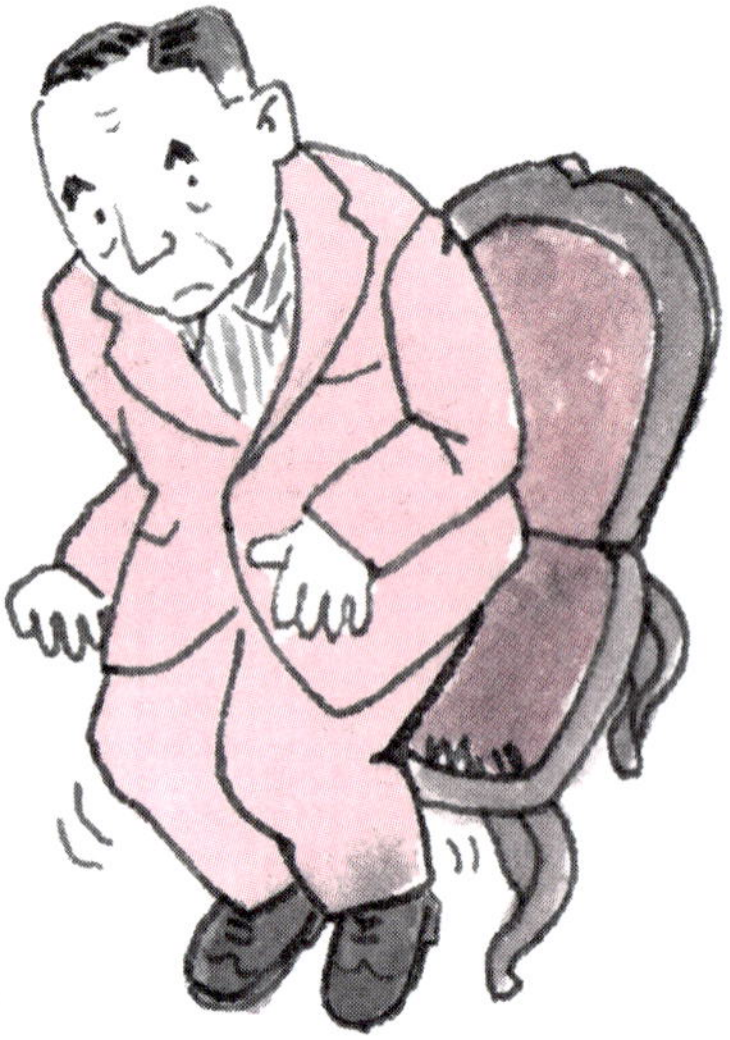

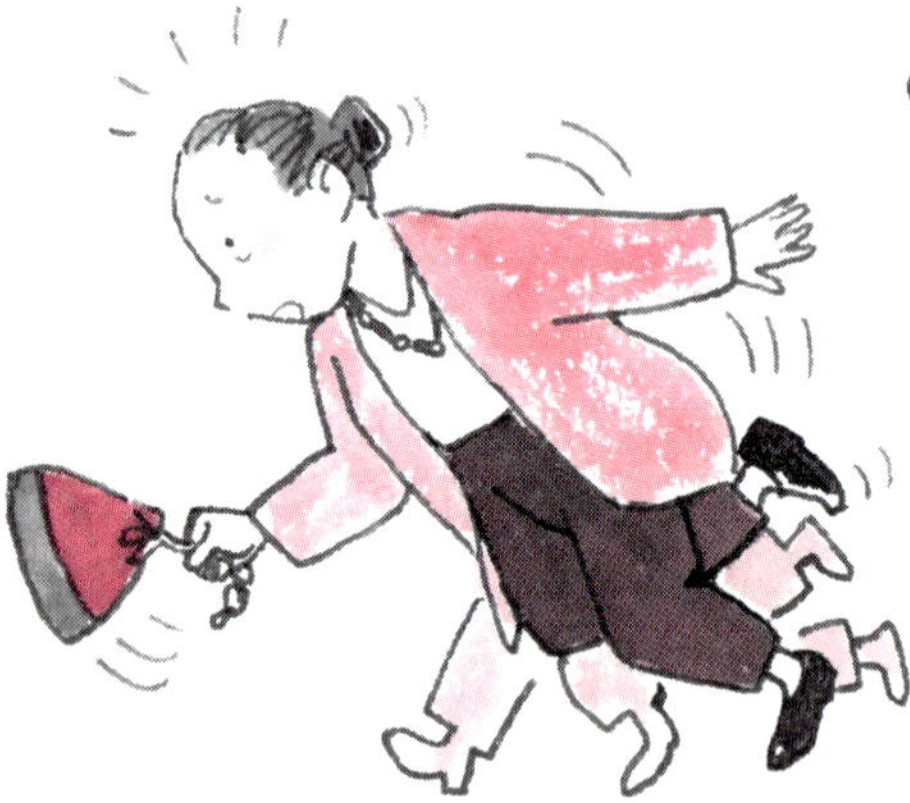

姿勢・バランスを保ちにくい

倒れやすくなったり、歩いているうちに前のめりになり、チョコチョコと足が止まらなくなってしまう

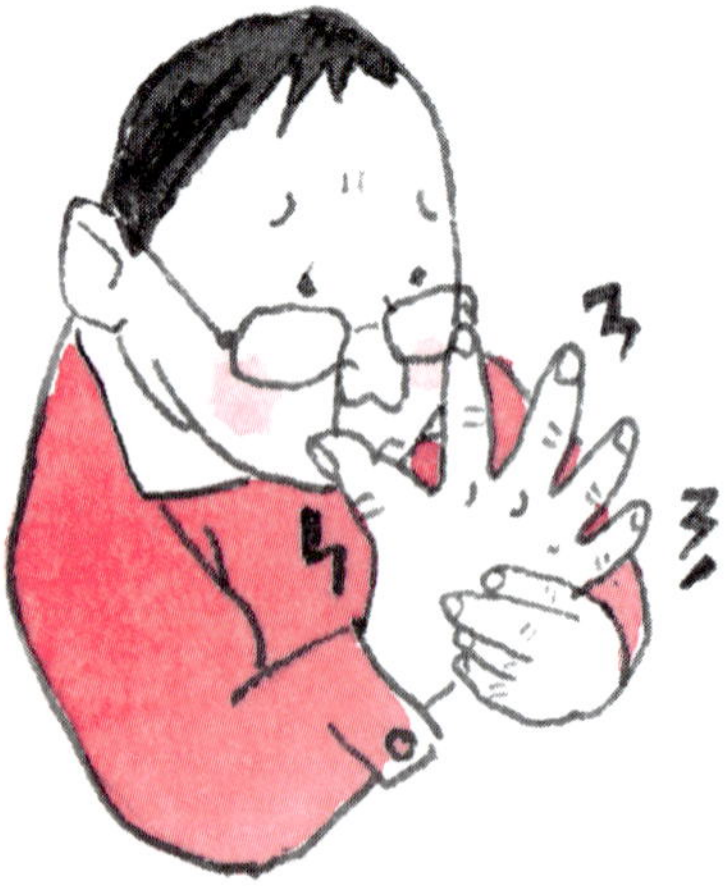

筋肉がかたくなる

自然に体を動かせず、たとえばひじをのばそうとすると、「ガクン、ガクン」と不自然な抵抗を感じる

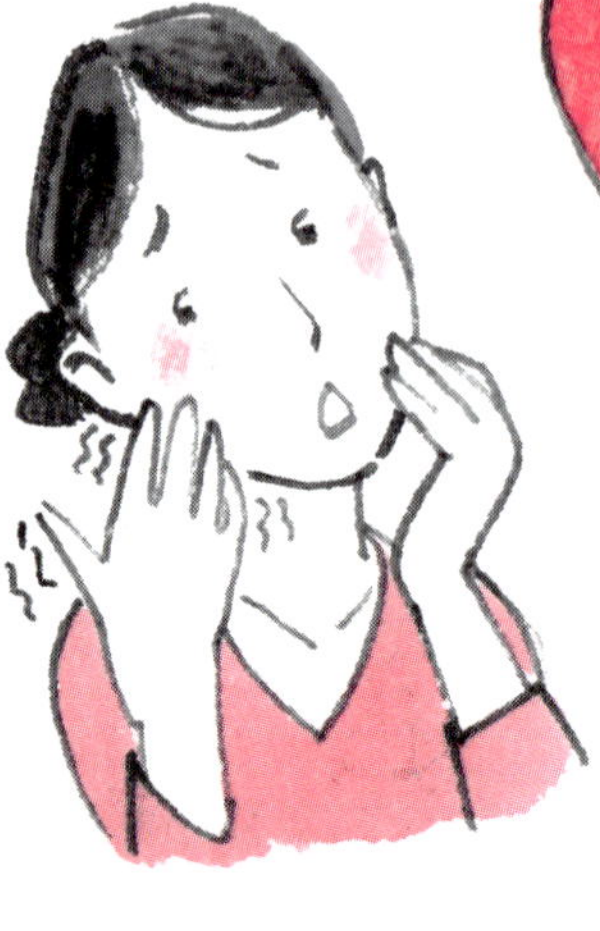

手足がふるえる

片方の手から始まり、やがて手だけでなく足のふるえも出てくることが多い

ありがちな対応

レビー小体型認知症は、パーキンソン症状で始まることもあります。目立つ症状がそれだけなら、パーキンソン病として対応していくのは当然です。しかし、ほかの症状も現れてきた場合には、診断・治療方針の見直しが必要です。

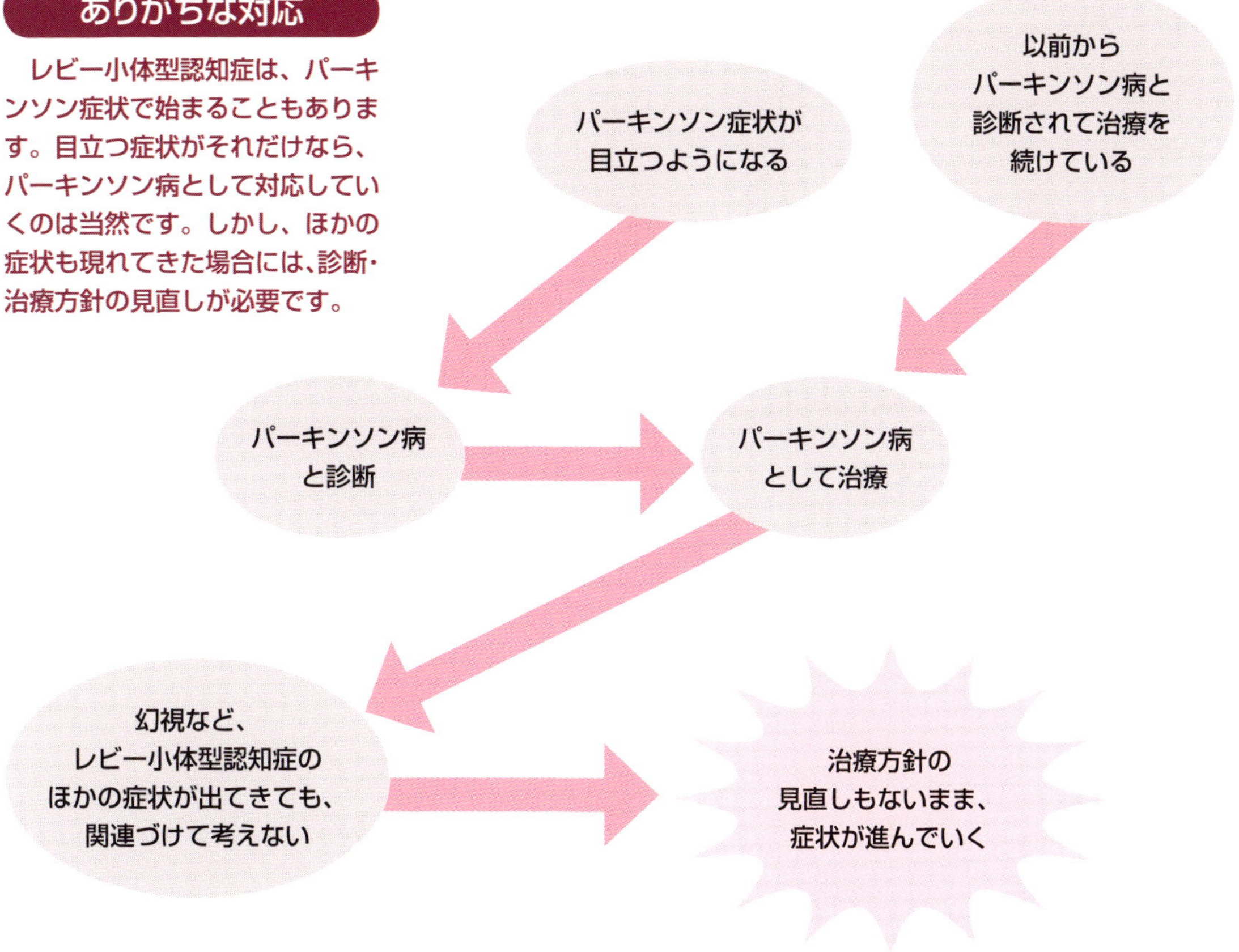
パーキンソン症状が目立つようになる
以前からパーキンソン病と診断されて治療を続けている
パーキンソン病と診断
パーキンソン病として治療
幻視など、レビー小体型認知症のほかの症状が出てきても、関連づけて考えない
治療方針の見直しもないまま、症状が進んでいく

「パーキンソン病だけ」かどうかが問題になる

第二章で詳しくお話ししますが、レビー小体型認知症とパーキンソン病は、ともにレビー小体をかかえている仲間のような病気です。そのため、長年パーキンソン病を患っている人が認知症になることもあれば、レビー小体型認知症にパーキンソン症状が現れることもあります。

パーキンソン病という診断は誤りとはいえませんが、状態の変化を見逃さないことが必要です。

見逃しを防ぐポイント

- パーキンソン症状を引き起こす原因をきちんと調べてもらう
- 認知機能の低下、幻視などがみられるようになったら、状態の変化を必ず医師に伝える

見逃される理由⑤

睡眠中に大声を出して暴れる ⇒「寝ぼけているだけ」と思われる

まったく関係ないことのようでいて、じつは診断するうえで貴重な情報になるのが眠っているときの様子です。現在だけでなく、10～20年ほど前のことまで思い出してみてください。

眠りが浅いときに起こる

睡眠中に夢をみて、突然、大声で叫んだり、手足をばたつかせて暴れだしたりすることを「レム睡眠行動障害」といいます。眠りが浅いレム睡眠の間に起こる行動だからです。

レビー小体型認知症の患者さんは、発病の何年も前からレム睡眠行動障害がみられることがあります。

夢のなかで部下を怒鳴りつけるなど、攻撃的な内容の夢をみていることが多い

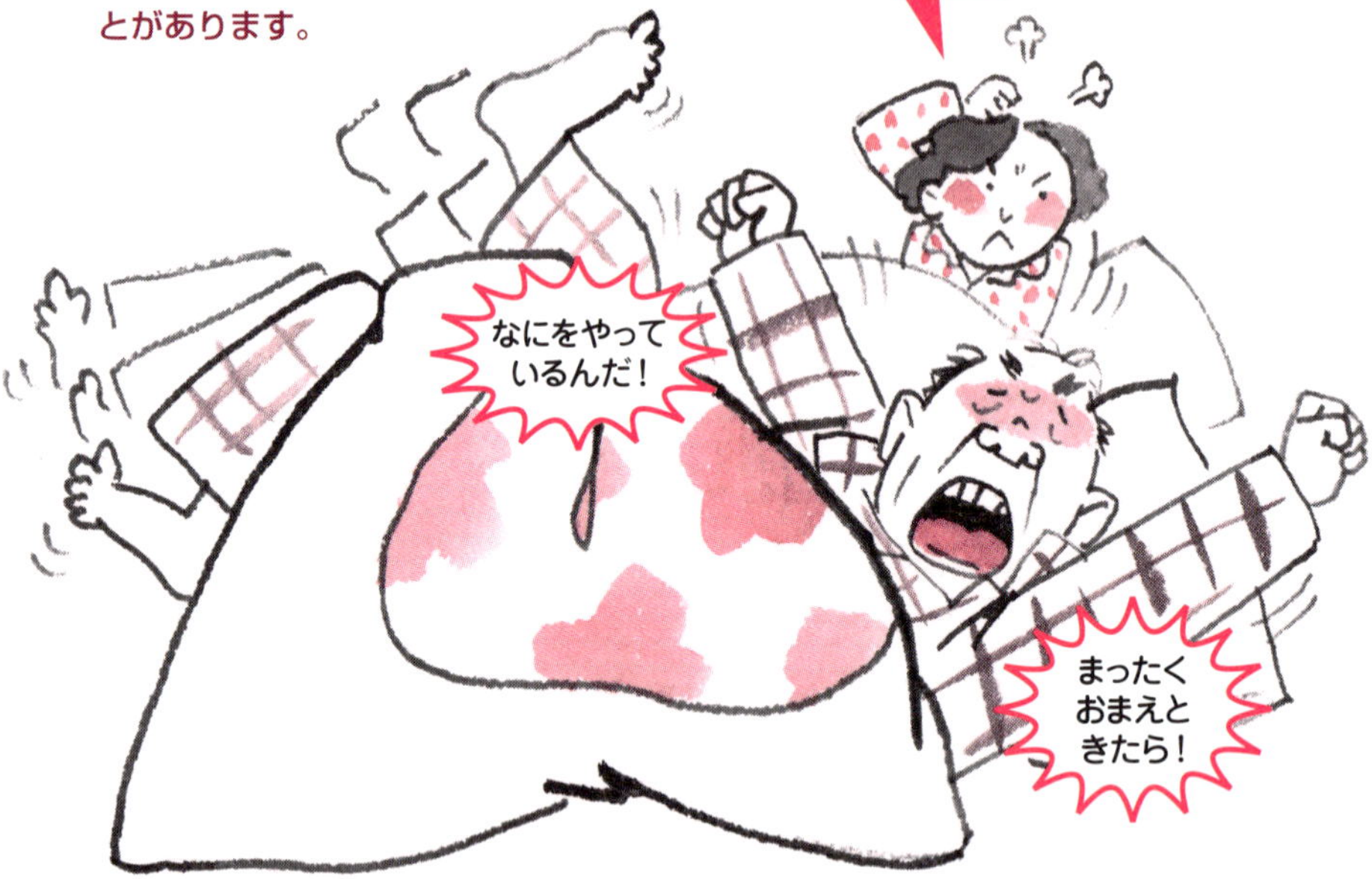

またただわ……
いい加減にして
ほしい
なにをやって
いるんだ!
まったく
おまえと
きたら!

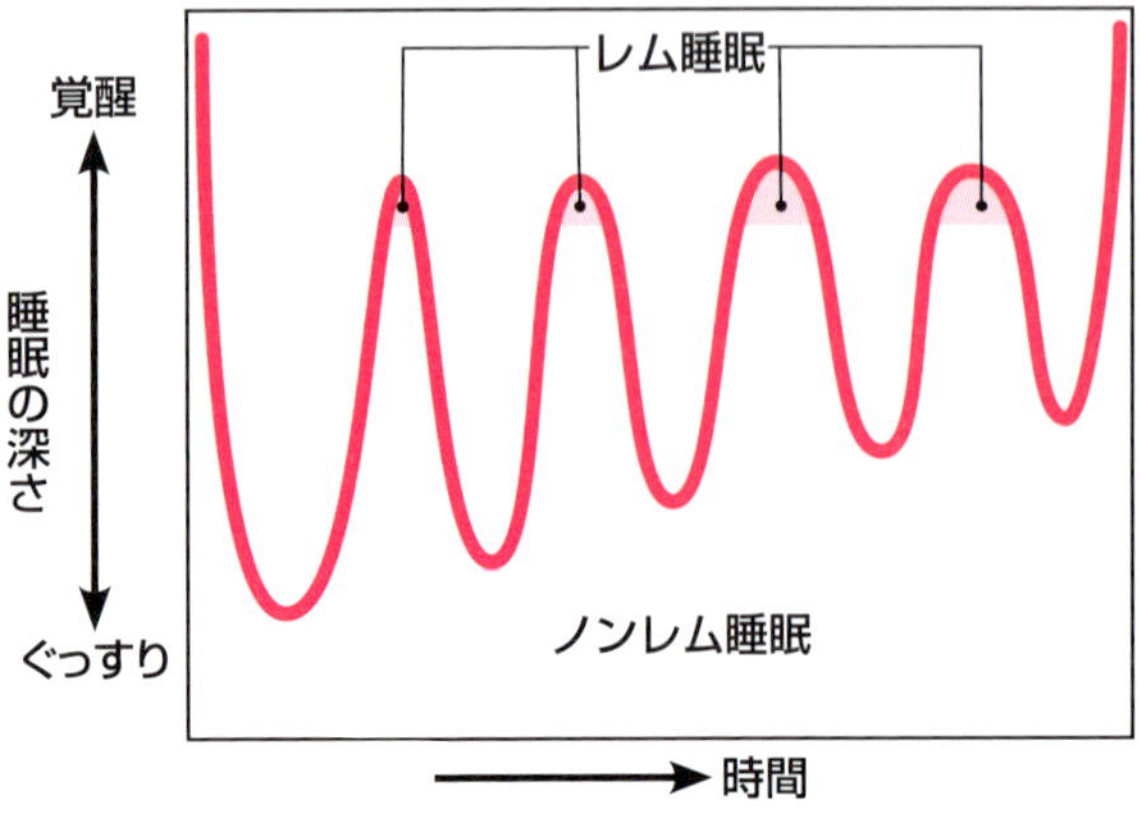

覚醒
睡眠の深さ
ぐっすり
レム睡眠
ノンレム睡眠
時間

◀睡眠のリズム

睡眠中、眠りの深さは波のように変化している。浅い眠りをレム睡眠、深い眠りをノンレム睡眠という。レム（REM）は、Rapid eye movement（急速眼球運動）の略。眠りが浅い間はまぶたの下で眼球がピクピク動くことから名づけられた

ありがちな対応

レビー小体型認知症と診断されたあとで、家族が「そういえば、もう何年も前から寝言がひどかった」と思い出すということがよくあります。見過ごしやすい異変のひとつです。

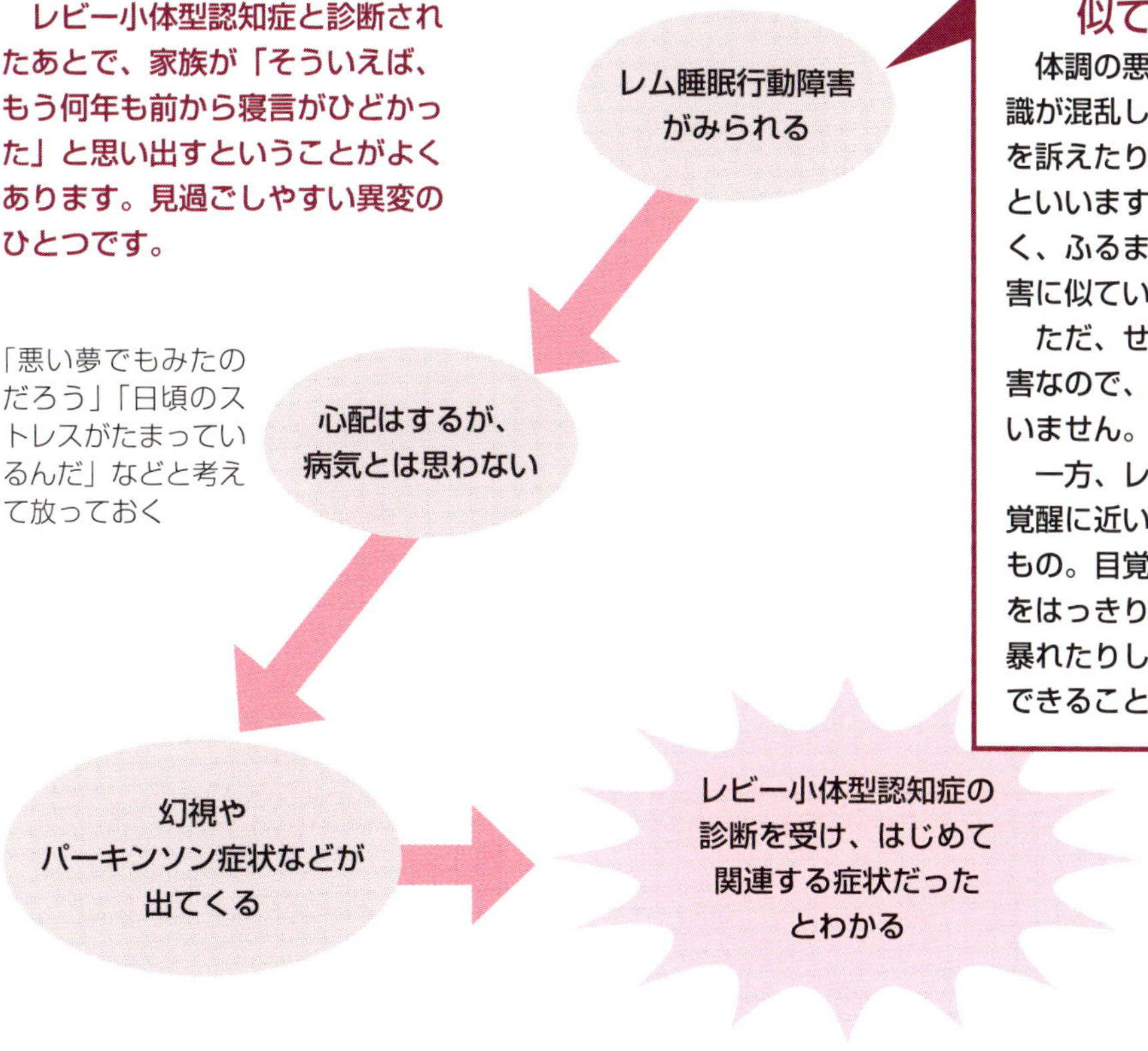

レム睡眠行動障害がみられる
心配はするが、病気とは思わない
「悪い夢でもみたのだろう」「日頃のストレスがたまっているんだ」などと考えて放っておく
幻視やパーキンソン症状などが出てくる
レビー小体型認知症の診断を受け、はじめて関連する症状だったとわかる

「せん妄」と似て非なるもの

体調の悪化などで一時的に意識が混乱し、興奮したり、幻覚を訴えたりすることを「せん妄」といいます。夜間に起こりやすく、ふるまいはレム睡眠行動障害に似ています。

ただ、せん妄は一種の意識障害なので、自分の言動を覚えていません。

一方、レム睡眠行動障害は、覚醒に近い意識のもとで起こるもの。目覚めたあとで夢の内容をはっきり語り、なぜ叫んだり暴れたりしたのか、自分で説明できることもあります。

発病の何年も前から続いていることも

眠っているときにうなされたり、暴れたりするレム睡眠行動障害は、レビー小体型認知症の「前ぶれ」である可能性があります。レム睡眠行動障害の有無は、レビー小体型認知症の診断をするための情報のひとつになります。

ただ、レム睡眠行動障害があれば、必ずレビー小体型認知症になるわけではありません。ほかに気になる症状がなければ、あまり心配することはないでしょう。

見逃しを防ぐポイント

- ●ほかに気になる症状が現れるようになったら、必ず「睡眠時の異常言動がみられる（みられた）」ことも医師に伝える
- ●暴れているときの対応は92ページを参考にする

見逃される理由⑥

なんとなく不調が続く⇒対症療法で終わってしまう

日常生活で起きやすい不調の数々。一つひとつの症状への対応に追われ、もとの病気の存在になかなか気づかれないこともあります。

自律神経症状を伴いやすい

レビー小体型認知症では、末梢の自律神経症状が現れることもあります（→第2章）。自律神経を構成する交感神経と副交感神経の働き方のバランスが悪くなると、さまざまな不調が生じやすくなります。

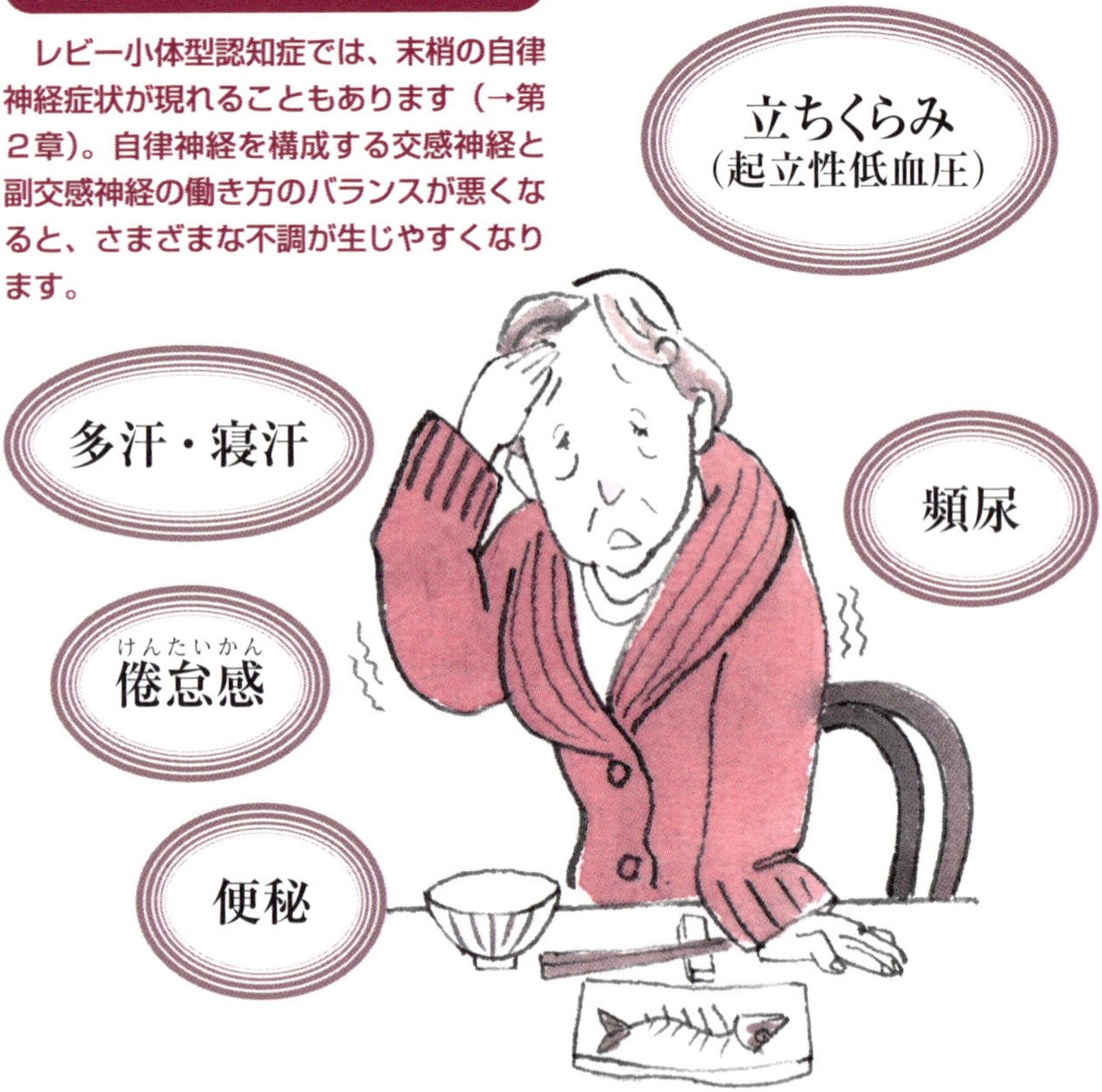

立ちくらみ
（起立性低血圧）
多汗・寝汗
頻尿
倦怠感《けんたいかん》
便秘

交感神経系の働き	副交感神経系の働き
●瞳孔《どうこう》が拡大する	●瞳孔が縮む
●唾液がねばねばする	●唾液がさらさらになる
●心拍数が上がる	●心拍数が下がる
●血圧が上がる	●血圧が下がる
●呼吸が速くなる	●呼吸が遅くなる
●胃や腸の動きが鈍る	●胃や腸の動きが活発になる
●汗をかきやすくなる	
●膀胱が縮む	●膀胱がゆるむ
●筋肉がかたくなる	●筋肉がゆるむ
●末梢血管が収縮する	●末梢血管が拡大する
●目が覚める	●眠くなる

◀自律神経の働き

自律神経は、脳から出される指令にもとづき、体の臓器の働きをコントロールしている。交感神経と副交感神経という2つの神経系があり、互いに相反する働きをもっている

ありがちな対応

自律神経の働きの乱れは、日常的によくあることです。一方で、「よくあることだから」と思い込むことで、本当の原因を発見するきっかけを逃すことにもつながりがちです。

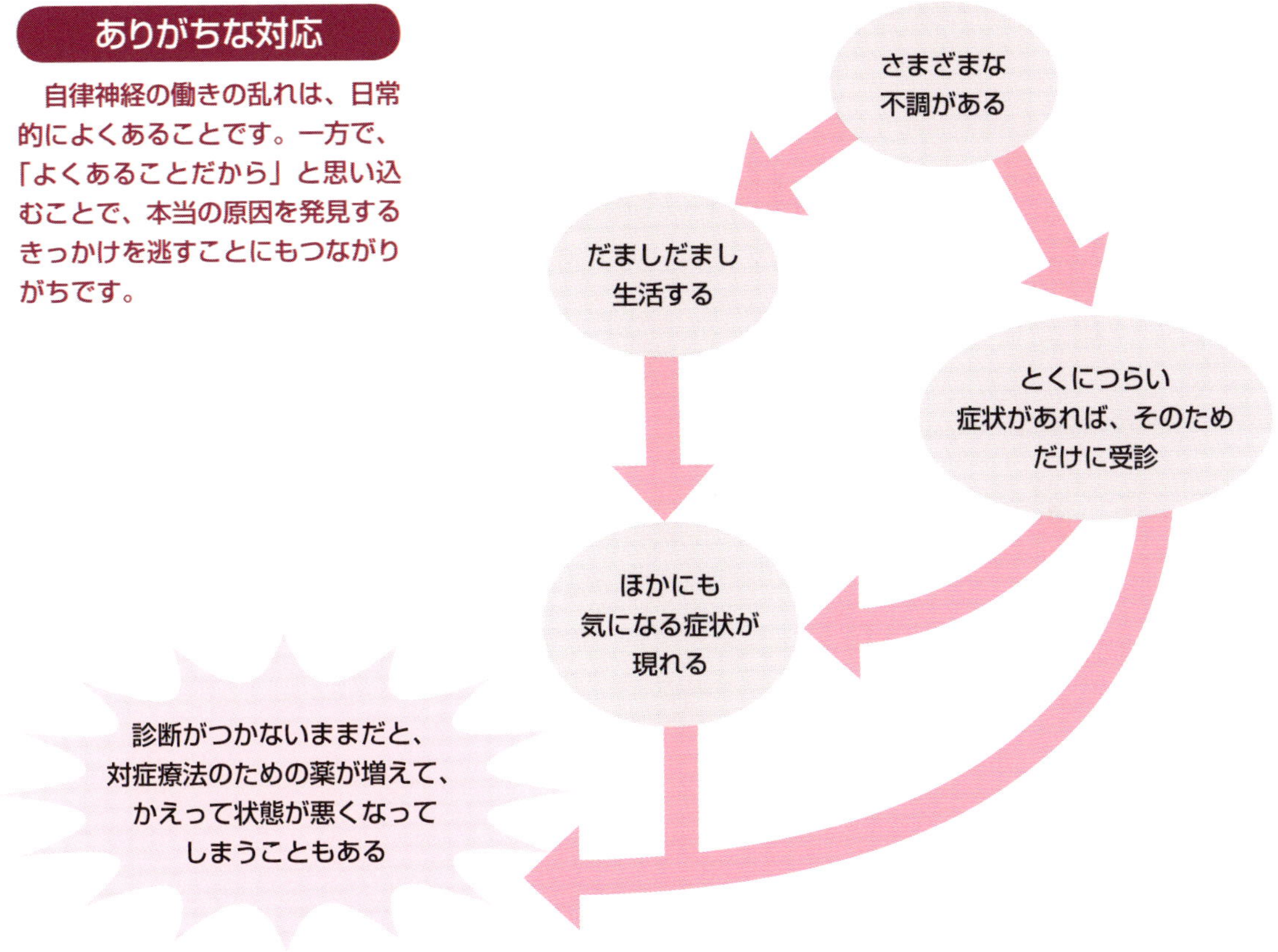
さまざまな
不調がある
だましだまし
生活する
とくにつらい
症状があれば、そのため
だけに受診
ほかにも
気になる症状が
現れる
診断がつかないままだと、
対症療法のための薬が増えて、
かえって状態が悪くなって
しまうこともある

見逃しを防ぐポイント

- 幻視やパーキンソン症状もあるようなら、専門医に相談する
- 薬に対して敏感に反応しやすいので、安易に市販薬を使用しないようにする

（→30ページ）

関係ないようでも原因は同じ

レビー小体型認知症の患者さんは、さまざまな体の不調に悩まされていることが少なくありません。それぞれの症状は、なんの関連もないようですが、じつは「レビー小体」という物質が神経の働きを妨げているという点で共通しています。

「関係がなさそうだから」「年齢的な問題だろう」と放っておかず、専門的な知識をもつ医師に相談してみるとよいでしょう。

COLUMN

「薬に対する過敏性」が誤診のもとになることも

「薬の影響」と「病状の悪化」が見分けにくい

レビー小体型認知症の患者さんは、薬に対して非常に敏感に反応します。これは、適切な薬を適切な量だけ用いれば、高い治療効果を得られる可能性があるということです。

ところが、この「薬に対する過敏性」が、事態をややこしくしてしまうことがあります。

たとえば、幻視を精神疾患の症状ととらえて抗精神病薬などが処方されると、かえって症状が悪化することがあります。これを病状自体が悪化したのだと判断され、さらに薬の量が増えるという悪循環も起こりえます。

風邪薬や痛み止め、胃腸薬などの市販薬で、かえって具合が悪くなってしまったなどということもあるので注意が必要です。

▼薬を飲むときの注意

- 自己判断で市販薬を使うことは控える
- 医師に処方してもらうときは、ほかに飲んでいる薬があれば、必ず伝える
- 薬を飲みはじめてから症状がひどくなってきたら、すぐに医師に相談する

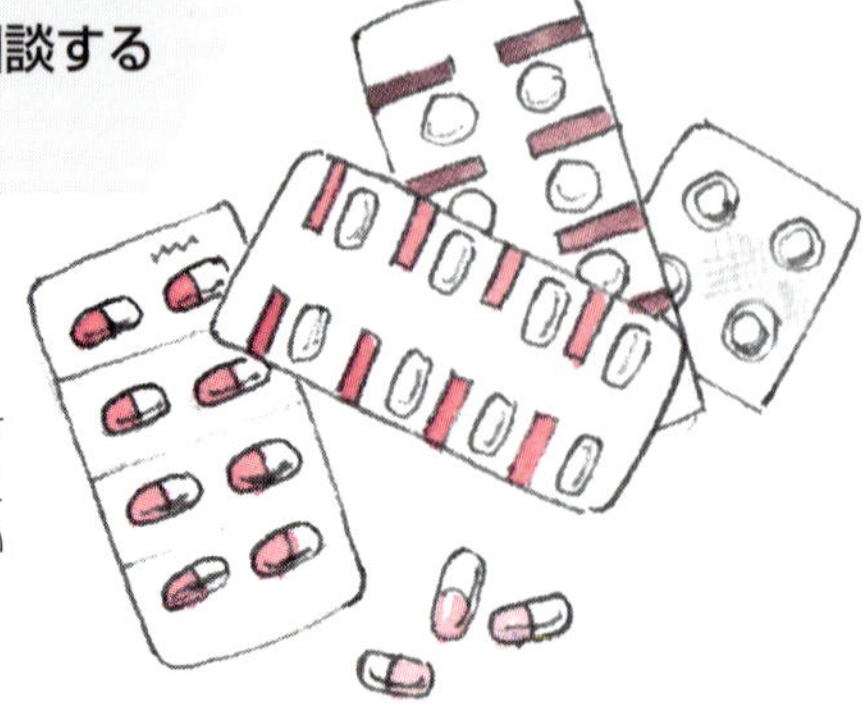

症状が多彩なだけに、薬の種類も増えがち。まずは正しい診断を受けよう

2

脳に現れる「レビー小体」が病気のもと

神経を傷め、さまざまな症状を引き起こす
もとになっているのが「レビー小体」という
小さな丸い粒のようなもの。
ふつう、脳内には存在しないこのレビー小体が
神経細胞を変性させ、死滅させていくのです。

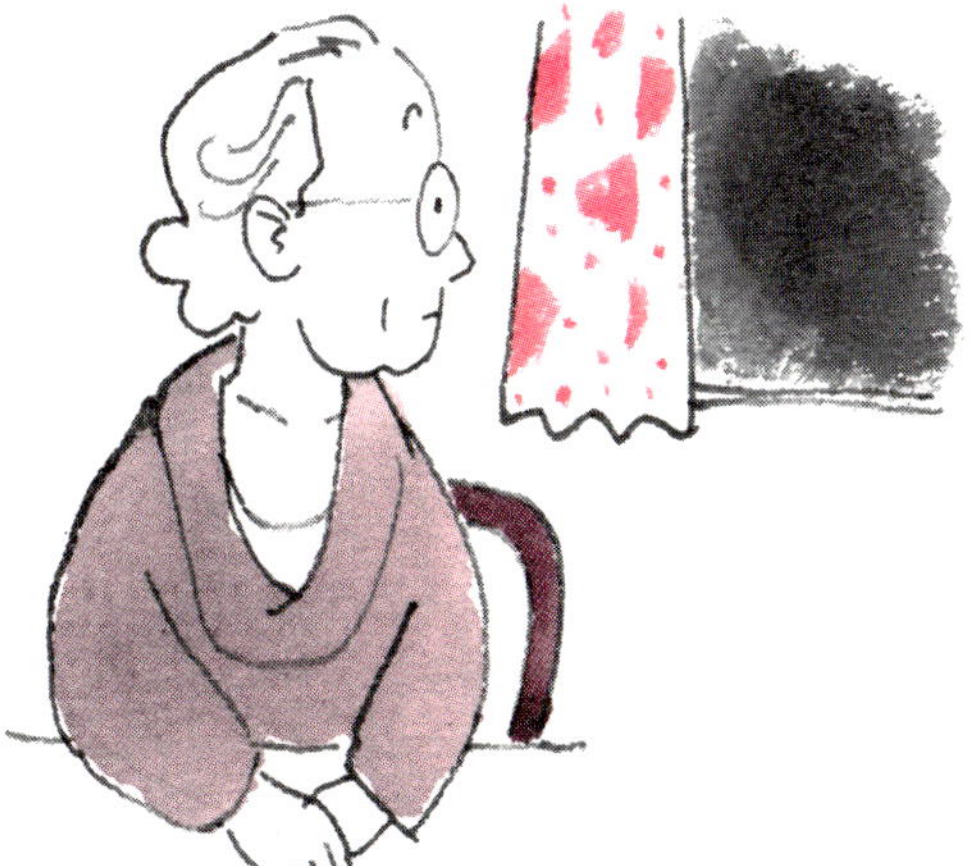

レビー小体とは①

神経細胞にたんぱく質のかたまりができる

レビー小体型認知症の病名の一部でもある「レビー小体」。それは、たんぱく質がかたまってできている小さな丸い構造物です。このレビー小体こそ、病気のもとです。

▼レビー小体ができやすい部位

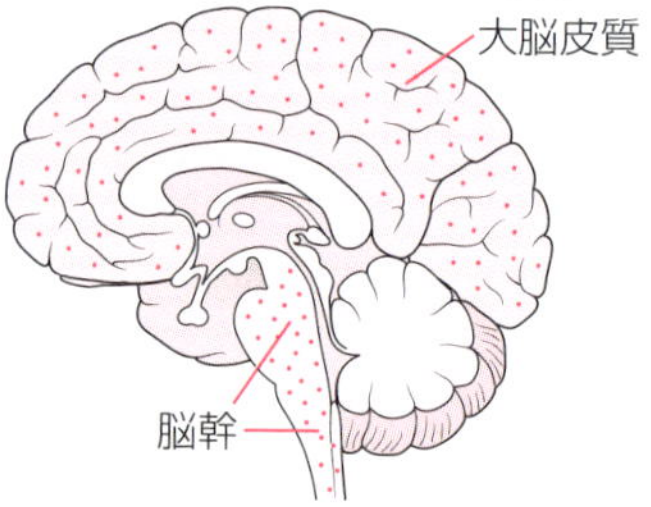

レビー小体は、認知機能を司る大脳皮質や、運動機能などにかかわる脳幹にみられるほか、全身の自律神経系にできることもある

神経細胞を傷めるレビー小体

レビー小体型認知症の患者さんの脳の神経細胞には、レビー小体という小さなかたまりがたくさんできています。このレビー小体が神経細胞を傷め、死滅させてしまうために神経系の働きが低下していきます。

脳幹にできたもの

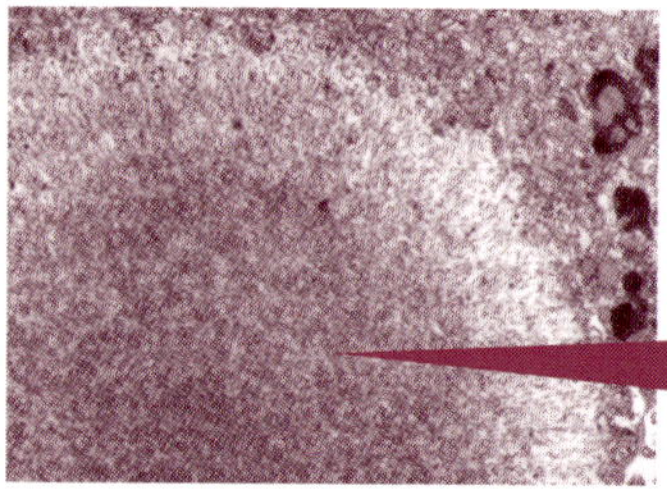

（電子顕微鏡による）

大脳皮質にできたもの

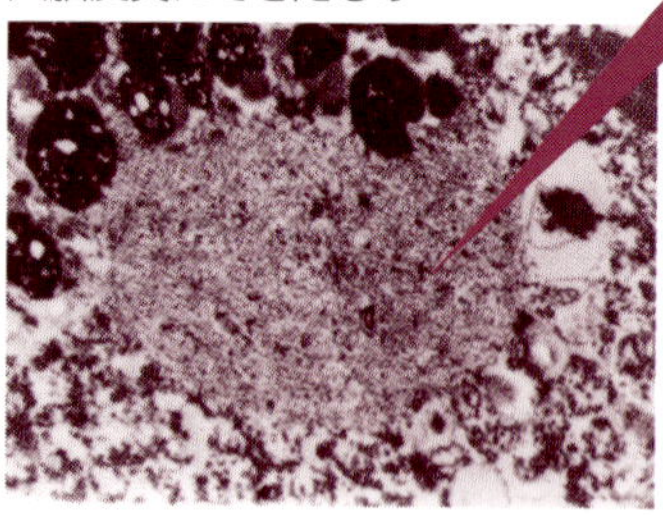

（電子顕微鏡による）

レビー小体とは?

特殊なたんぱく質がかたまってできた円形の構造物（封入体《ふうにゅうたい》）。直径 30～50 ミクロンほどの小さなものなので、肉眼では見えず、脳の画像検査でも映らない

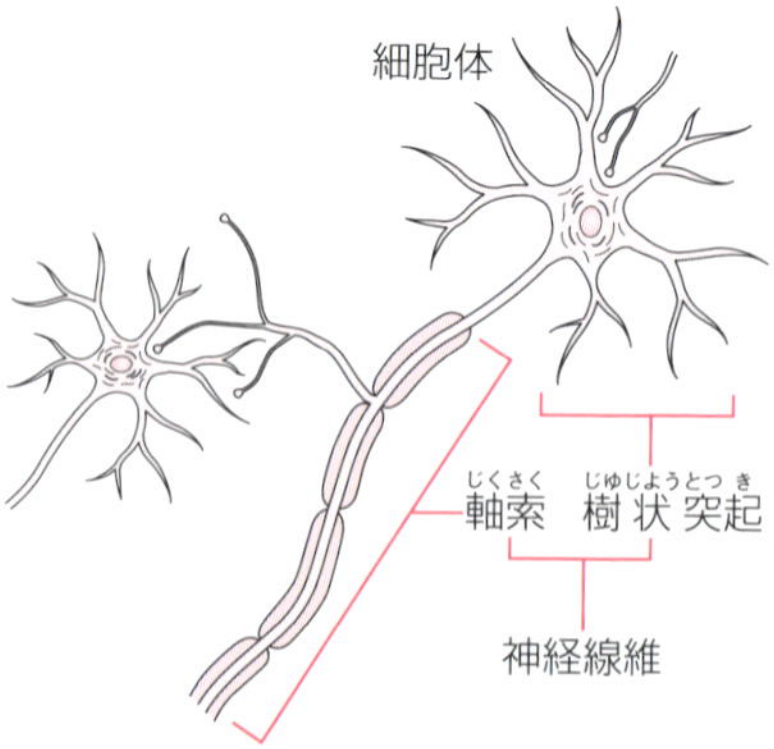

神経細胞とは?

神経系を成り立たせている細胞。星のような形をした細胞体から枝のように神経線維が伸び、ほかの神経細胞に情報を伝えていく

神経系の働きが損なわれていく

脳や脊髄《せきずい》、末梢神経などの神経系は、無数の神経細胞の集まりです。一つひとつの神経細胞が、神経伝達物質という微量の物質をやりとりすることでつながりあい、さまざまな情報を伝えていきます。

ところが、神経細胞の細胞体に

発病するまでに起きていること

レビー小体型認知症は、レビー小体が神経を傷めつけた結果として起きてくる病気。レビー小体は次のようなプロセスでできていきます。

神経細胞のなかには、もともと多くの種類のたんぱく質が存在している

↓

α《アルファ》-シヌクレインを中心に、たんぱく質が集まりはじめる

↓

集まったたんぱく質が円形の構造物（封入体）をつくり、大きくなっていく

↓

神経細胞が変性・死滅してさまざまな症状が現れる

「なぜか」は不明

α-シヌクレインもたんぱく質の一種。通常は神経細胞内に溶け込んでいる。なぜ、集まってかたまりになるのかははっきりしていない

α-シヌクレインが原因で神経細胞の変性・脱落が起きる病気を「α-シヌクレオパシー」と呼ぶ。レビー小体型認知症もそのひとつ

- α-シヌクレオパシー
  - パーキンソン病
  - レビー小体型認知症
  - 多《た》系統《けいとう》萎《い》縮症《しゅくしょう》※

※ 神経細胞とともに神経系を構成している「グリア細胞」という細胞に封入体ができ、運動機能などに障害が現れる病気

レビー小体ができたり、神経線維にレビー小体が現れ、レビー突起といわれる病変をつくったりすることがあります。レビー小体ができた神経細胞は変性し脱落、つまり死滅してしまいます。

神経細胞の脱落が進めば、神経系の働きは低下。さまざまな症状が現れるようになるのです。

「どこに多くできているか」で違う病気に

神経細胞にできるレビー小体。体中の神経に出現する可能性がありますが、どの部位の神経細胞に多くできているかで現れる症状は異なり、病名も変わってきます。

「レビー小体病」は全身病

レビー小体型認知症とパーキンソン病をまとめて「レビー小体病」と呼びます。「レビー小体病」は 1980年に小阪によって提唱された概念。自律神経症状を主症状とする病気のなかにも、レビー小体が原因となっているものがあります。

大脳皮質に多くできる
⇩
レビー小体型認知症
脳の表面を覆う大脳皮質に病変ができやすい

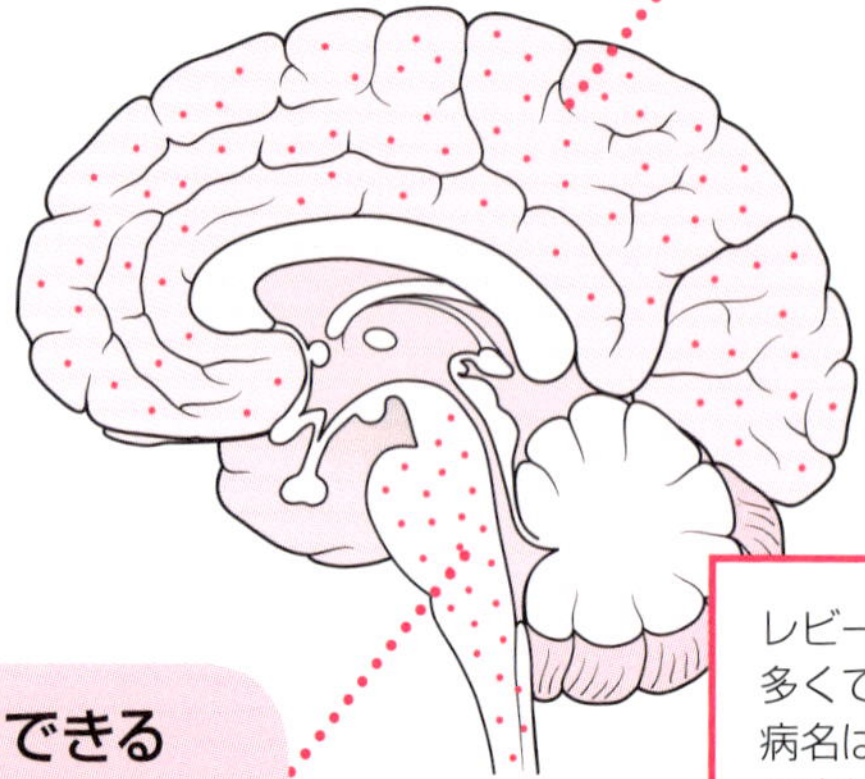

脳幹に多くできる
⇩
パーキンソン病
脳幹の一部である中脳の黒質《こくしつ》という部位などに病変ができる

レビー小体がどこに多くできているかで病名は異なるが、どの病気でも、ほかの部位にレビー小体が広がっていく可能性はある。実際、厳密には区別しにくいこともある

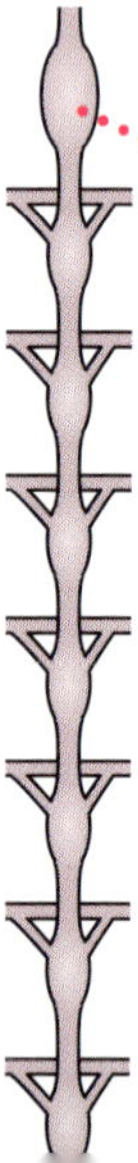

自律神経に多くできる
⇩
シャイ・ドレーガー症候群／特発性自律神経不全症
（原因がはっきりしないときの診断名）
シャイ・ドレーガー症候群は、レビー小体病とはかぎらない。多系統萎縮症（→33ページ）でも起こりやすい。神経細胞が集まった交感神経節に病変が現れやすい

「レビー小体病」としてとらえる考えが主流

現在、レビー小体によって引き起こされる病気は、どこにレビー小体が多くでき、主にどんな症状が現れているのかによって、異なる病名がつけられています。

しかし、「病名が違うから異なる病気である」とはいえません。診断の時点で「この部位に多い」というだけで、ほかの部位にもレビー小体がみられることはめずらしくなく、これから広がっていく可能性もあるからです。

そのため、専門医の間では「レビー小体病」と総称し、全身病としてとらえるべきではないかという考えが広がっています。

全身の神経の分布

神経は、脳からの指令を体の各部位に伝えたり、逆に体の各部位でキャッチした情報を脳に伝えたりするための経路です。

司令塔の役割を果たす中枢神経と、そこから派生する末梢神経に大別されます。

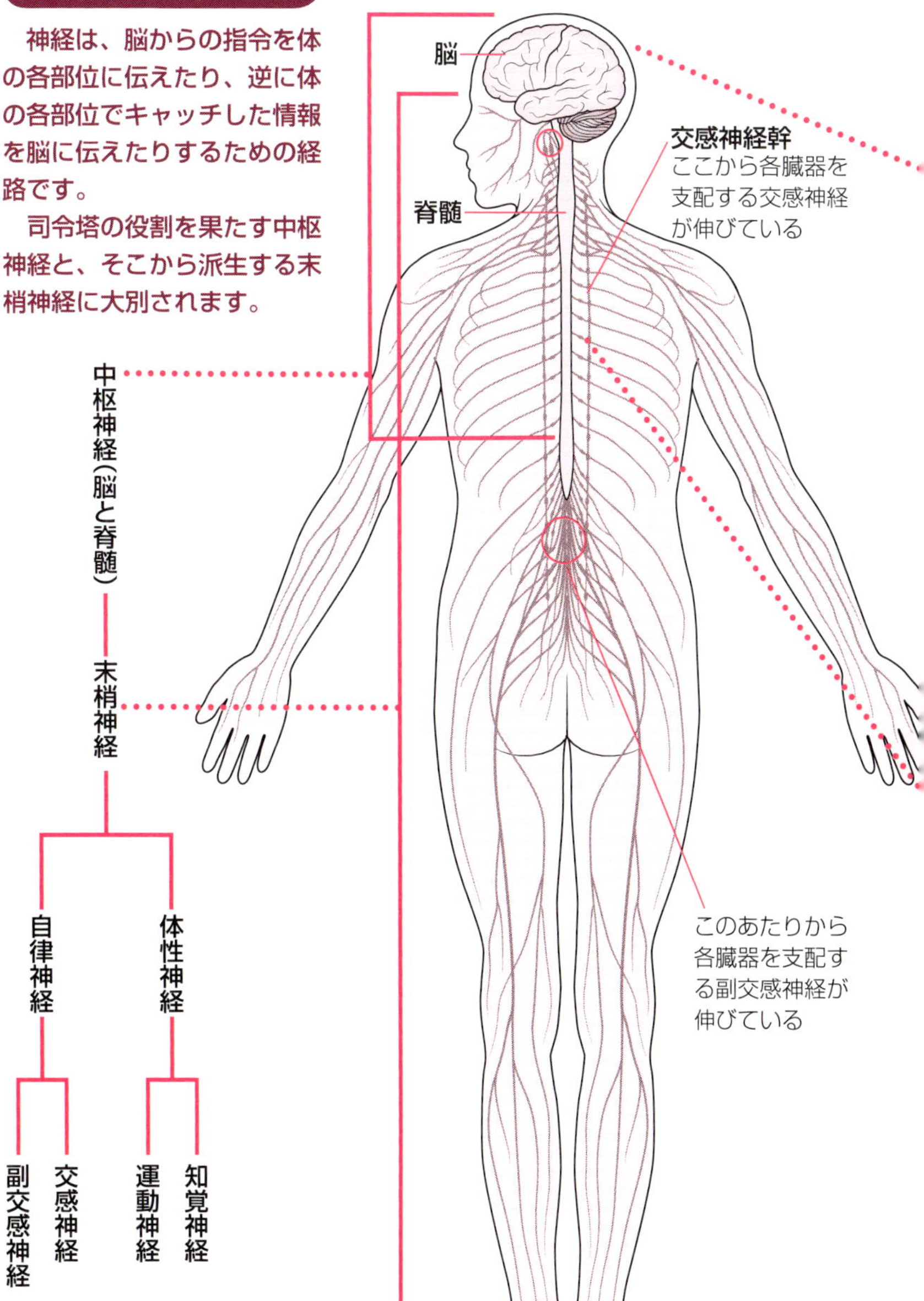
脳
脊髄
交感神経幹
ここから各臓器を支配する交感神経が伸びている
このあたりから各臓器を支配する副交感神経が伸びている
中枢神経(脳と脊髄)
末梢神経
自律神経
体性神経
交感神経
副交感神経
知覚神経
運動神経

レビー小体は中枢神経系と交感神経系にできる

レビー小体型認知症のタイプ

高齢者に多い「通常型」は症状が多彩

レビー小体型認知症は、認知障害の現れ方や発症する年齢、出やすい症状などで、二つのタイプに分けることができます。同じ病名でも異なる印象があるのはそのためです。

タイプによって特徴は違う

レビー小体型認知症は、発症しやすい年齢や、出やすい症状、アルツハイマー病変（脳の萎縮）の有無などで、２つのタイプに大別できます。

通常型

高齢者に多く、アルツハイマー病変が多少ともみられるタイプ

レビー小体型認知症の典型例。70歳前後での発症が多く、レビー小体が大脳皮質に多くみられます。症状は多彩で、最終的には認知機能の低下も起きてきます。

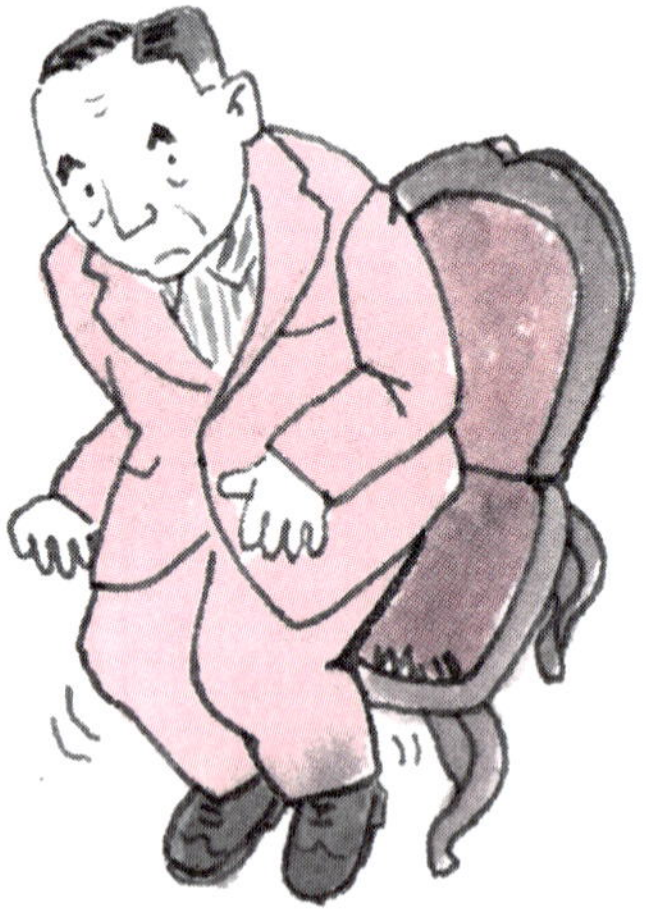

筋肉のこわばりなど、パーキンソン症状を伴うことも多い

純粋型

30〜40歳代でも発症、パーキンソン症状から始まるタイプ

パーキンソン症状で始まり、パーキンソン病と診断されている人もいますが、その後、幻視や認知機能の低下が進んでいく場合には、レビー小体型認知症が考えられます。

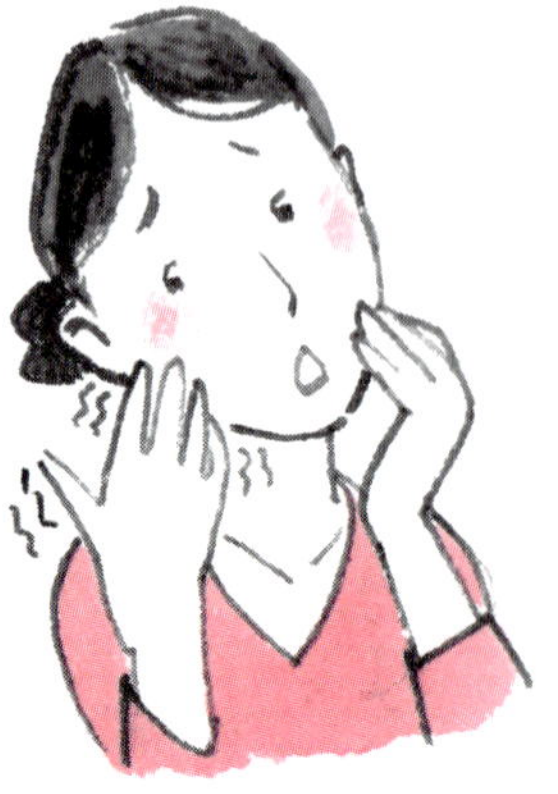

比較的若い年齢でパーキンソン症状が出始める場合、ふるえが現れやすい

少数例では自律神経症状が先行することもあります。その場合は「自律神経型」ともいえます。

パーキンソン病との密接な関係

パーキンソン病とレビー小体型認知症は、同じ「レビー小体病（LBD）」の仲間。明確には区別しにくいこともあります。

LBD : Lewy body disease
PDD : Parkinson disease with dementia
PD : Parkinson disease
DLB : dementia with Lewy bodies

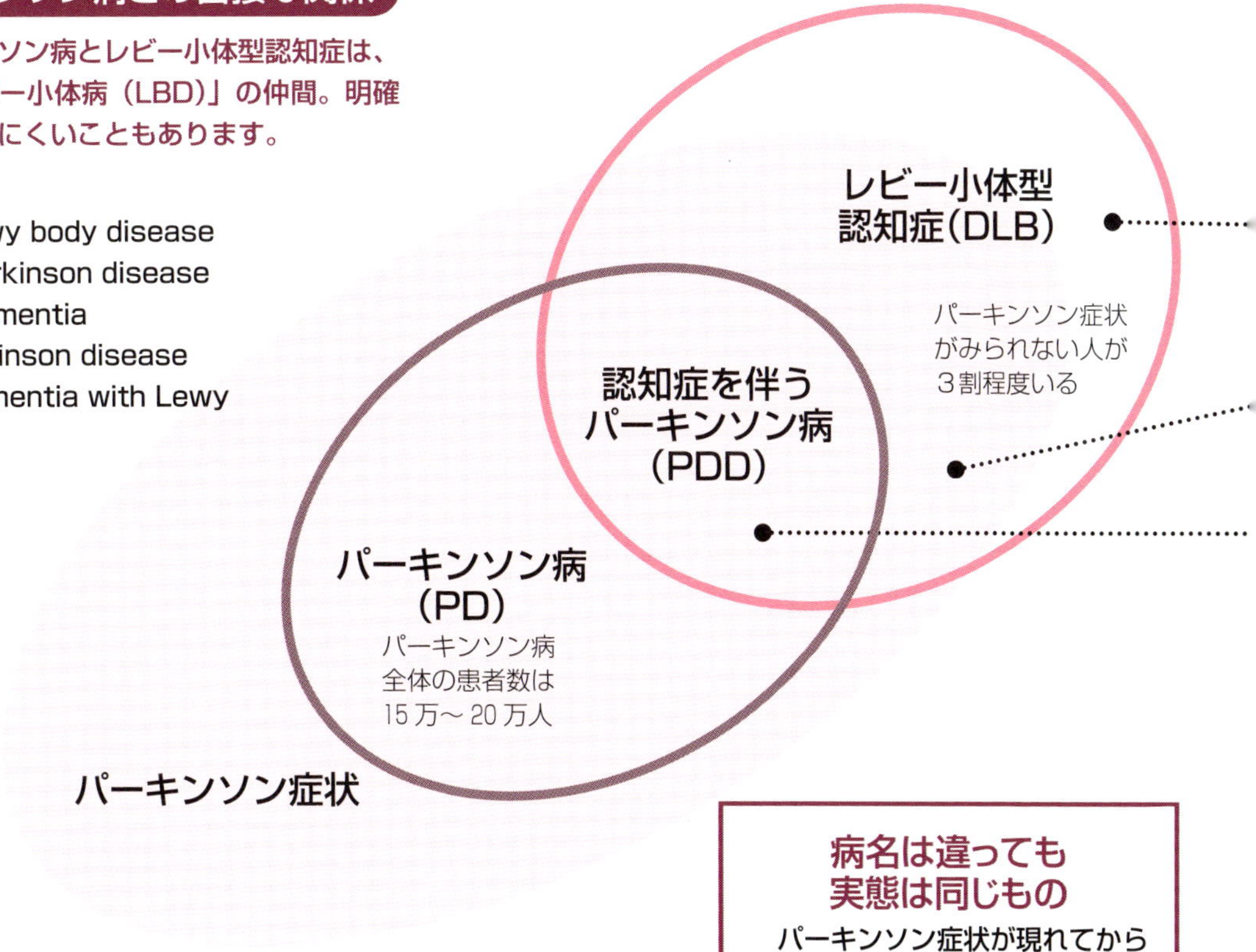
レビー小体型
認知症（DLB）
パーキンソン症状
がみられない人が
３割程度いる
認知症を伴う
パーキンソン病
（PDD）
パーキンソン病
（PD）
パーキンソン病
全体の患者数は
15 万〜 20 万人
パーキンソン症状

病名は違っても実態は同じもの

パーキンソン症状が現れてから認知症が現れるまでの期間によって病名が異なりますが、その区別は便宜的なもの。実質的には同じものと考えられています。

レビー小体型認知症

パーキンソン症状 →（短期間）→ 認知症

認知症を伴うパーキンソン病

パーキンソン症状※ →（長期間）→ 認知症

※ パーキンソン病の診断基準（→ 39 ページ）を満たすもの

人によって出やすい症状は異なる

レビー小体型認知症はさまざまな症状を引き起こしますが、すべての症状が一度に生じるわけではありません。人によって出やすい症状は異なり、どんな症状から始まるかも違います。レビー小体がどこに多くできているかによって、障害される神経系も変わってくるからです。

「レビー小体によって神経の働きが低下している」というしくみは同じでも、現れ方は人それぞれ。それだけに対応も千差万別にならざるを得ません。

合併しやすい病気①

パーキンソン病ー脳幹から広がっていく

レビー小体が脳幹部にたくさんできることで生じる病気がパーキンソン病です。脳幹から大脳皮質へと広がっていくことで、認知機能の低下をまねくことがあります。

脳の黒質の神経細胞が壊れる

パーキンソン病は、主に中脳の黒質という部位の神経細胞が壊れていくことで起こる病気です。黒質の神経細胞では、ドパミンという神経伝達物質がつくられています。ドパミンが減ることで、運動機能の障害が起きてきます。

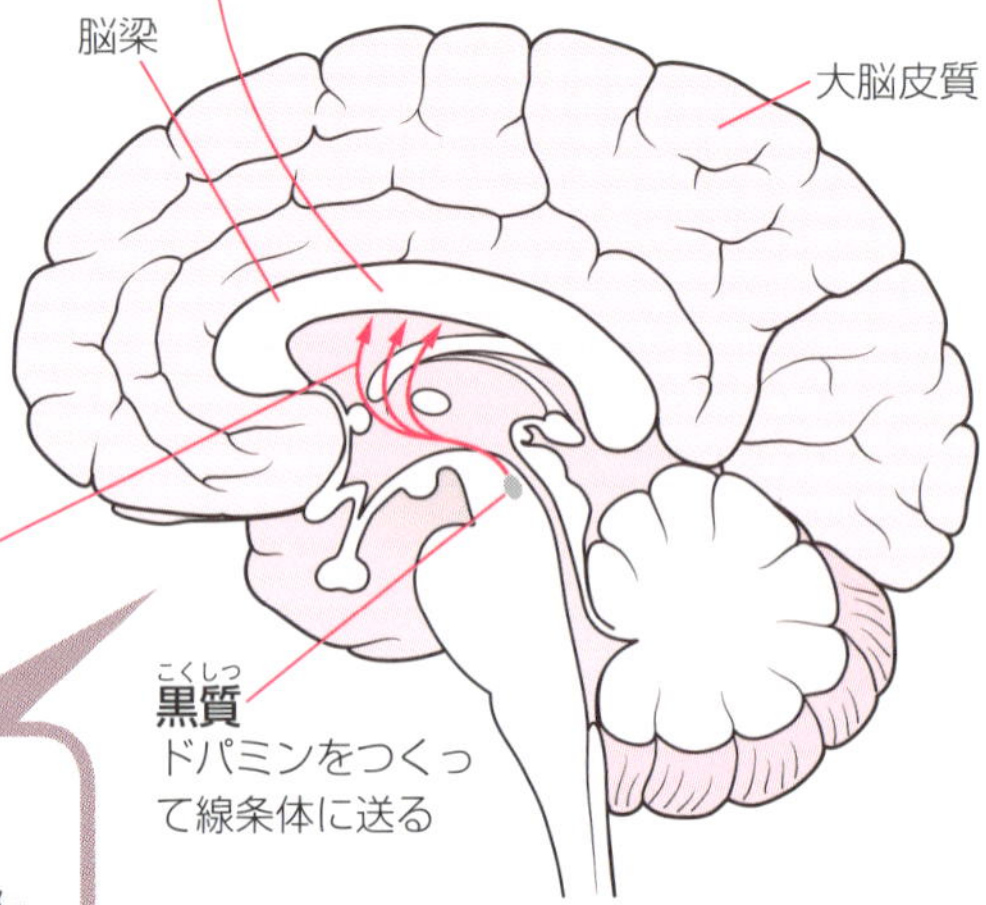

線条体《せんじょうたい》（脳梁《のうりょう》の向こう側にある）
体の動きをコントロールする部位。ドパミンとアセチルコリンという神経伝達物質を介して大脳皮質に情報を伝へ、大脳皮質から筋肉を動かす指令が送られる
脳梁
大脳皮質
黒質でつくられるドパミンの流れ
黒質《こくしつ》
ドパミンをつくって線条体に送る

正常な場合

黒質 ➡ 線条体 ➡ 大脳皮質

ドパミン　アセチルコリン

ドパミンとアセチルコリンのバランスがとれており、体の動きをコントロールできる

黒質の変性=ドパミンの減少

パーキンソン病

黒質 → 線条体 ➡ 大脳皮質

ドパミンの減少　アセチルコリン

ドパミンが減ってしまうことでアセチルコリンとのバランスがくずれ、体がうまく動かせなくなる

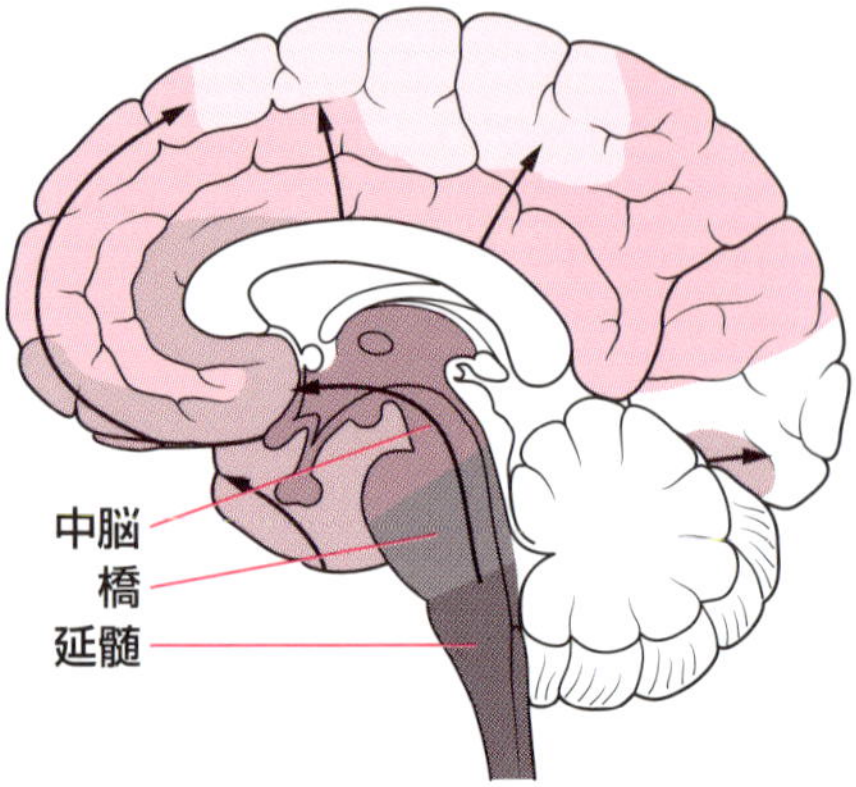

中脳
橋
延髄

◀**病変の広がり方**（ブラーク説）

パーキンソン病のレビー小体による病変は、延髄から橋《きょう》へ広がり、中脳に及ぶと症状が出現。その後大脳皮質へ広がるが、大脳から始まり、中脳→橋→延髄へと広がることもある（「大脳型」という）

ステージ１　ステージ２　ステージ３　ステージ４　ステージ５　ステージ６

高齢化すれば認知機能の低下が起こりやすくなる

　パーキンソン病は運動障害のみが問題とされていましたが、患者さんの高齢化が進むにつれ、七～八割の人に認知障害が現れるとの報告も出てきています。この「認知症を伴うパーキンソン病」は、レビー小体型認知症と同じものと考えられていますが、早期からの治療で神経障害の進行を抑えられるともいわれます。

パーキンソン症状＝パーキンソン病とはいえない

　ふるえや動作のぎこちなさなどのパーキンソン症状は、パーキンソン病以外の原因でも生じます。主なものに次のような病気があります

●**脳血管性パーキンソニズム**：脳血管性障害によるもの

●**薬剤性パーキンソニズム**：服用した薬の副作用として現れる

●**特発性正常圧水頭症**：頭蓋の中を流れている髄液の量が増え、脳を圧迫。パーキンソン症状や認知症、尿失禁などを引き起こす

●**本態性振せん**：なにかしようとするときに手や口、頭などに小刻みなふるえが出る。心理的な影響が強い

●**その他**：進行性核上性麻痺《しんこうせいかくじょうせいまひ》、大脳皮質基《だいのうひしつき》底核変性症《ていかくへんせいしょう》など

▼パーキンソン病の診断基準

①自覚症状：下記の項目のいずれか１つ以上に当てはまる……□
□安静時のふるえ（手足またはあごに出やすい）
□動作がゆっくりでぎこちない
□歩行がゆっくりでぎこちない

②神経所見：下記の項目のいずれか１つ以上に当てはまる……□
□毎秒４～６回の安静時振せん
□無動・寡動《かどう》（仮面のように表情の変化がない／低く単調な話し方／動作がゆっくりでぎこちない／姿勢を変える動作がうまくできない）
□動かそうとするとカクカク感じられるほど筋肉がかたい（歯車現象）
□姿勢・歩行障害（姿勢が前かがみになる／手をふらずに歩く／歩き出すと止まれない突進現象がみられる／歩行が小刻みになる／軽く押されただけで倒れてしまう立ち直り反射障害）

③臨床検査所見：下記のすべてに当てはまる……□
□一般検査に特異的な異常はない
□脳画像（CT、MRI）に明らかな異常はない

④鑑別診断：下記のすべてに当てはまる……□
□脳血管障害によるものではない
□薬物性のものではない
□その他の脳変性疾患がない

★上記の①～④をすべて満たし、放っておくと進行し、抗パーキンソン病薬による治療で自覚症状・神経所見に明らかな改善がみられる場合にパーキンソン病と診断される

（1996年厚生省特定病患・神経変性疾患調査研究班による。表現を一部わかりやすくしてある）

合併しやすい病気②

アルツハイマー型認知症—原因はまったく違う

高齢者の認知症の約半数は、アルツハイマー病変があるために認知障害が引き起こされるアルツハイマー型認知症です。レビー小体型認知症とは原因が異なります。

記憶を司る海馬が壊れる

アルツハイマー型認知症の病変は、まず海馬という部位に生じます。海馬は記憶に深くかかわる部位。その働きが失われていくため、必ず記憶障害が現れます。

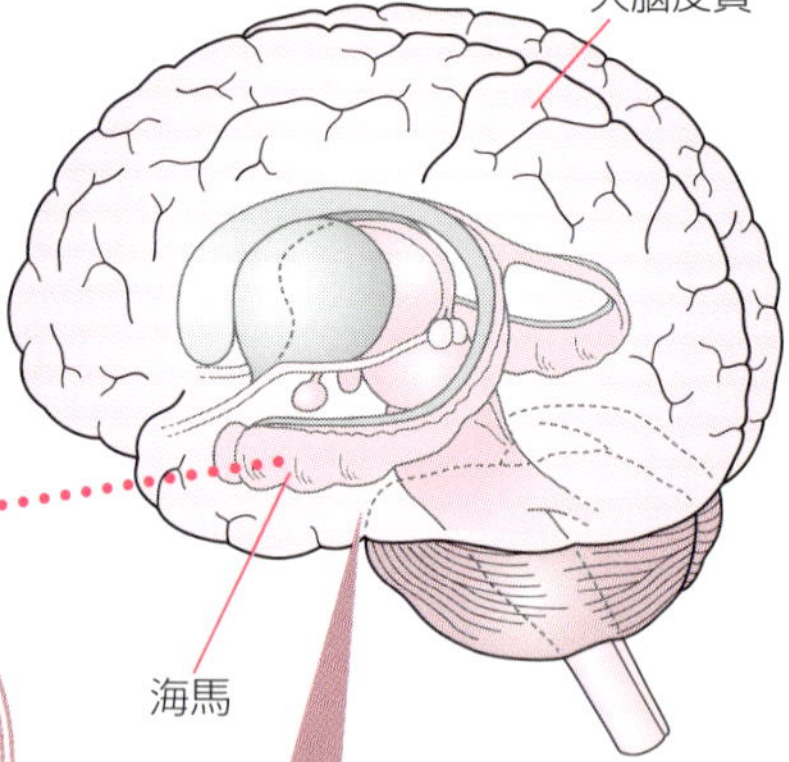

短期記憶の一時的な保管場所

海馬は、視覚や聴覚などから伝わってきた情報を集め、重要な情報を選別して大脳に記憶として固定する働きをするところ。大脳にしまいこむ前に、記憶を一時的に保管しておく

アルツハイマー型認知症にみられる変化

脳内に異物がたまったり、神経細胞が変性するなどして、神経細胞の脱落が進む

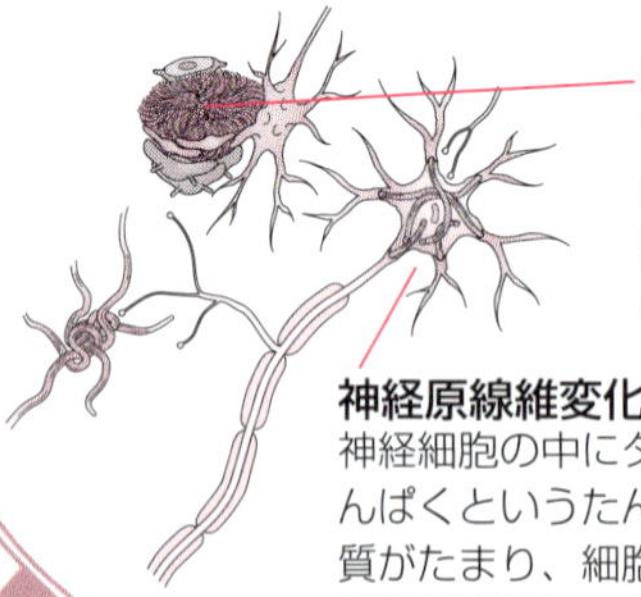

老人斑
アミロイドβ《ベータ》というたんぱく質のかたまり。神経細胞を圧迫し、死滅させると考えられている

神経原線維変化
神経細胞の中にタウたんぱくというたんぱく質がたまり、細胞内の線維が変性し、やがて死滅してしまう

「さっきのこと」を忘れてしまう

海馬の働きが低下するため、大脳にしっかり保管されている古い記憶は思い出せても、「ついさっきのこと」が覚えていられなくなる

脳全体の萎縮がさらに進めば、長期的な記憶も徐々に失われていく

高齢になるほど合併しやすい

レビー小体型認知症にアルツハイマー型認知症が合併していることもあります。レビー小体ができていても、脳の萎縮がみられる場合には、「アルツハイマー型認知症」とだけ診断されることが少なくありません。

ただ、レビー小体が原因であれば、以前から幻視など、認知障害以外の症状が出ていた可能性もあります。その段階で気づいて、専門医に相談するのがベストです。

いちばんの原因は老化

認知症になる最大の原因は年をとることです。5歳年齢が上がると、認知症の人の割合は倍増。85歳以上の2～3人に1人は認知症であると報告されており、その約半数にアルツハイマー型認知症がみられます。

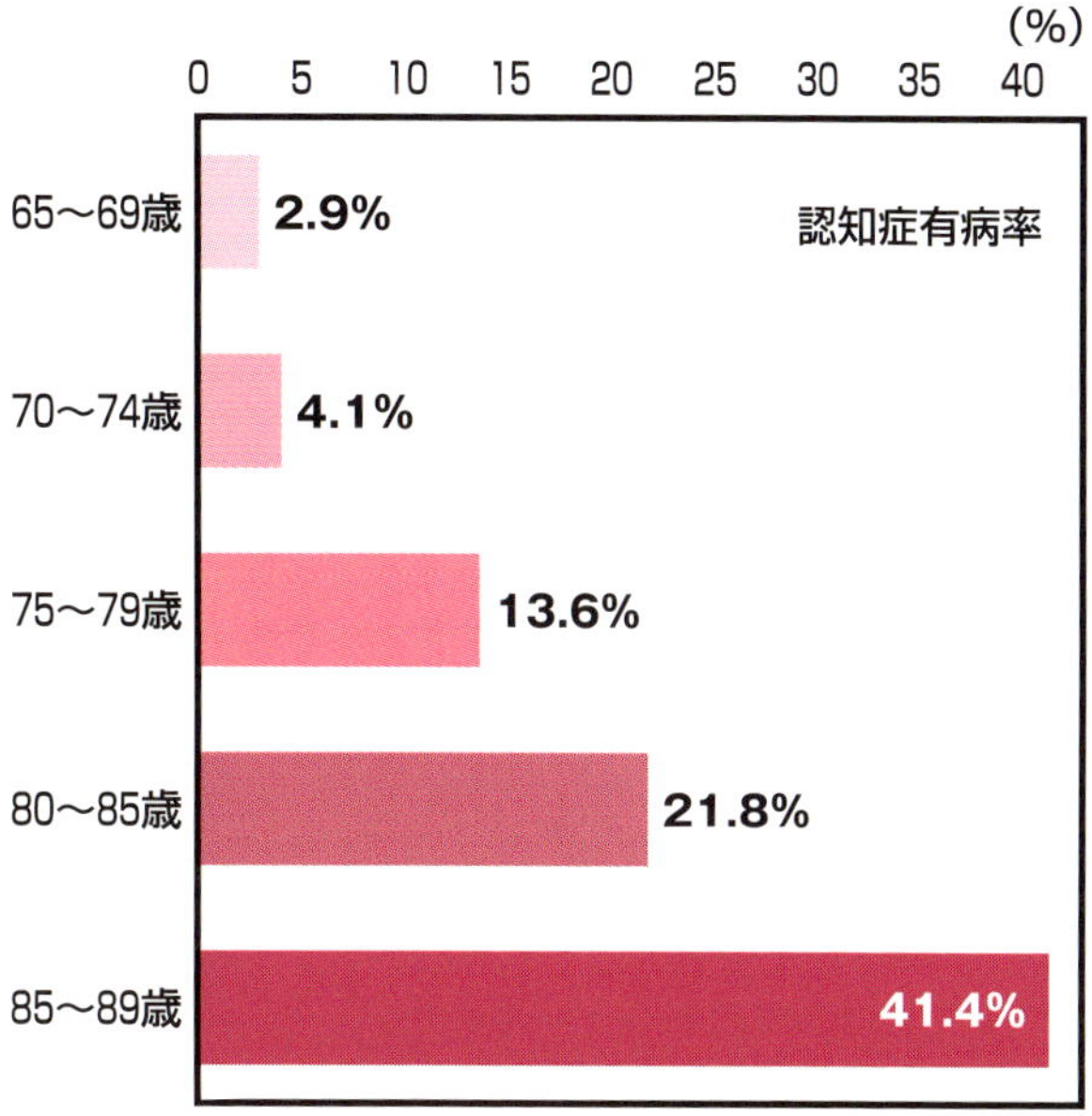
(%)
0
5
10
15
20
25
30
35
40
認知症有病率
65～69歳
2.9%
70～74歳
4.1%
75～79歳
13.6%
80～85歳
21.8%
85～89歳
41.4%

(朝田隆ら：平成24年度厚生労働科学研究費補助金認知症対策総合研究事業報告書による)

▼アルツハイマー型認知症の診断基準

A. 多彩な認知障害の発現。以下の①②に当てはまる

①記憶障害がある（新しいことを覚えたり、以前のことを思い出したりしにくくなる）

②以下の認知機能の障害が1つ以上ある

□失語（言語の障害）

□失行（運動機能に問題はないのに、適切に動けない）

□失認（感覚機能に問題はないのに、対象を認識したり識別したりできない）

□実行機能の障害（計画を立てたり、順序立てたり、組織化・抽象化したりできない）

B. 上記の認知障害は、それぞれが社会生活の大きな障害になっており、以前にくらべるといちじるしい機能低下がみられる

C. いつとはなしに発症し、機能低下のスピードもゆるやか

★上記Aに示した認知機能の障害は、ほかの中枢神経疾患や、認知症を引き起こすような全身性疾患、薬剤などの影響によるものではなく、意識障害（せん妄）のときだけに出現するものでもなく、うつ病や統合失調症などに当てはまらないときに、アルツハイマー型認知症と診断される

(DSM-Ⅳ-TRによる基準。表現を一部わかりやすくしてある)

COLUMN

レビー小体型認知症になりやすい人がいる？

遺伝的な傾向はみられない

病気のなかには、発症のしやすさに遺伝的な体質がかかわっているものがあります。その場合、近親者に同じ病気の人が多いなどということがありますが、レビー小体型認知症の場合、そうした傾向はないようです。

ただ、レビー小体病の仲間であるパーキンソン病のうち、比較的若年齢で発症する例では、遺伝的な影響があると考えられるものもあります。家族性パーキンソン病といわれ、α－シヌクレインの遺伝子異常などがみられます。

けれど、こうした例はまれなもの。家族にレビー小体型認知症の人がいる人もいない人も、「なりやすさ」にあまり違いはありません。

まじめな性格の患者さんが多い

一方で、レビー小体型認知症の患者さんには、性格的に共通する点が多いといわれます。きまじめで几帳面。しっかり者という印象です。うつ病になりやすいタイプとも重なる点が多く、レビー小体型認知症に伴いやすいうつ症状に影響している可能性もあります。

まじめなことは、もちろん悪いことではありません。けれど、なんでも深刻に受け止め、ストレスをためこんでしまうことが、心身の負担になっているのかもしれません。

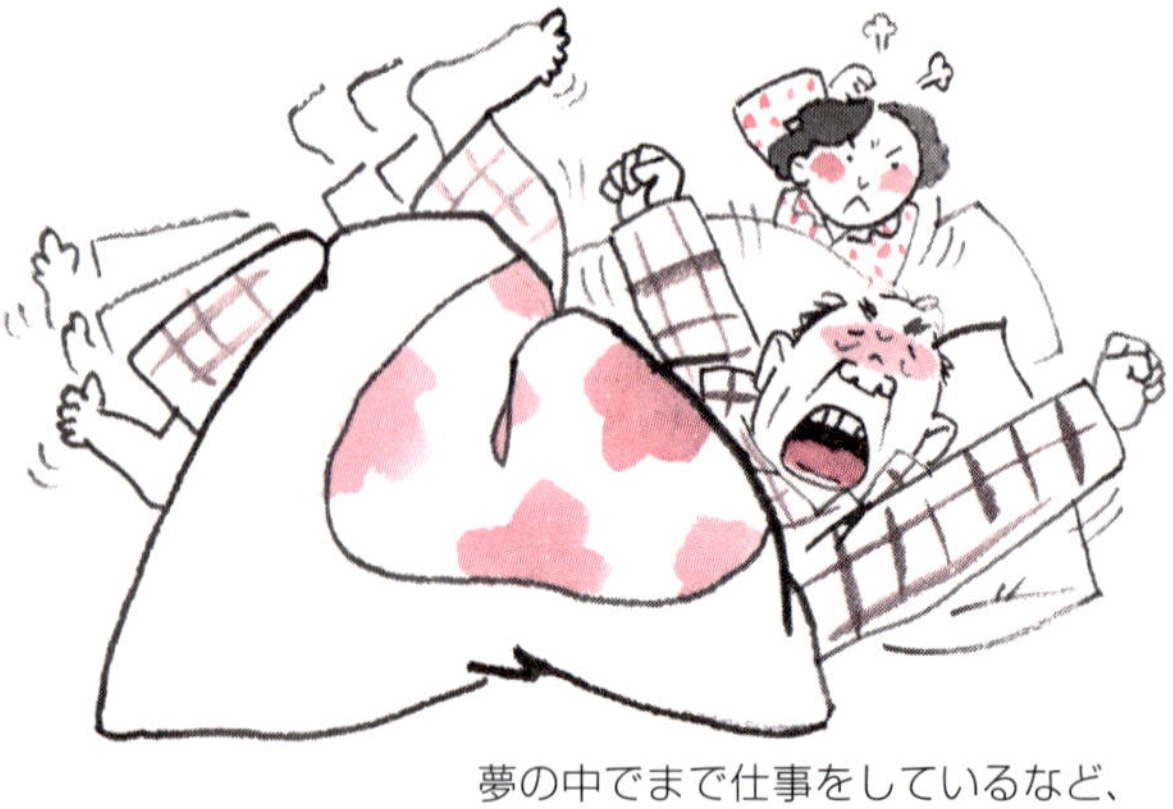

夢の中でまで仕事をしているなど、責任感が人一倍強い傾向がみられる

3

正しい診断を受けるために

「アルツハイマー型認知症と言われているが、
どうもほかの患者さんと様子が違う」「年齢的なことと
あきらめてきたけど、もしかしたら……」
――レビー小体型認知症を疑わせる症状があれば、
専門的な知識をもつ医師のもとへ。
正しい診断を受けることが、改善への第一歩です。

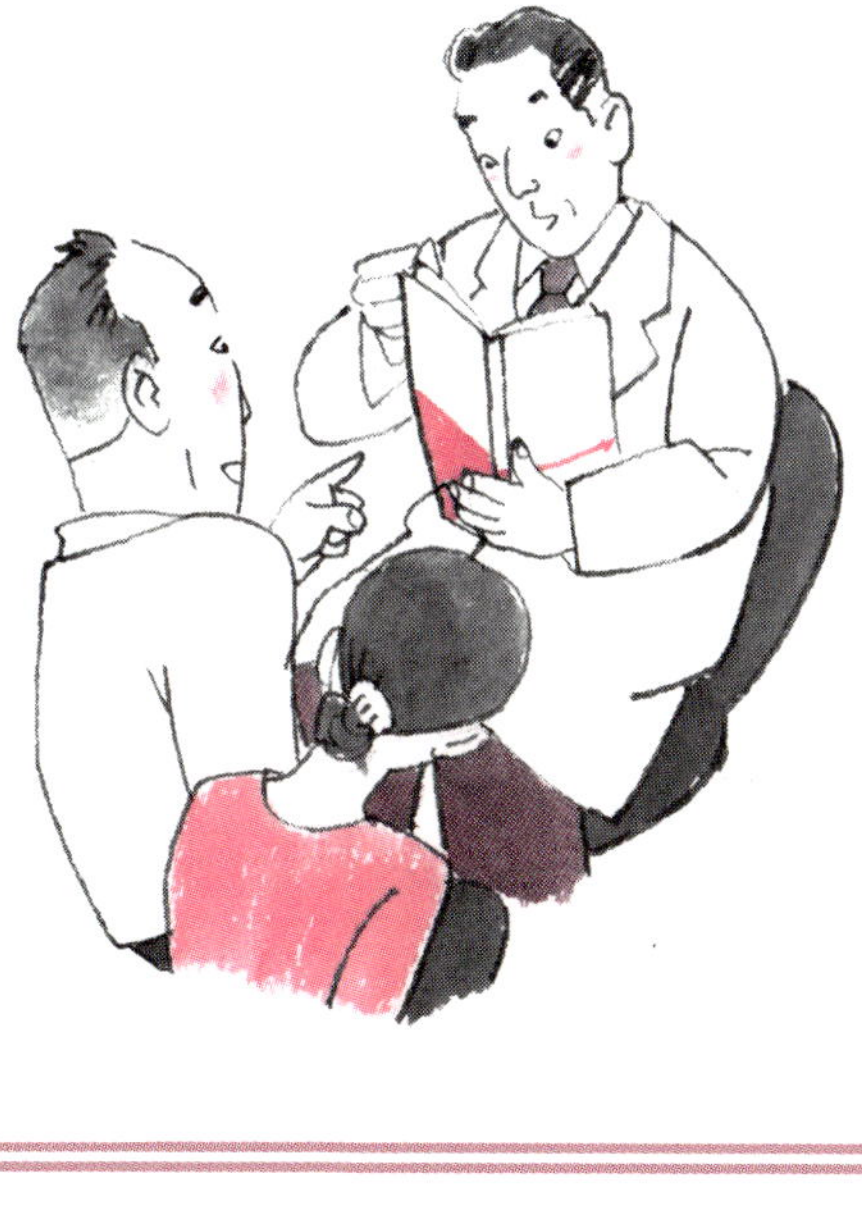

見分けるべき病気

認知症の原因をはっきりさせておく

アルツハイマー型認知症とレビー小体型認知症、脳血管性認知症の三大認知症が圧倒的に多いとはいえ、ほかの原因で認知症が引き起こされることもあります。

認知機能も老化の影響を受ける

認知機能は脳が担う大きな役割のひとつ。ある程度の年齢以上になれば、脳の機能にも衰えがみられるのは自然なことです。

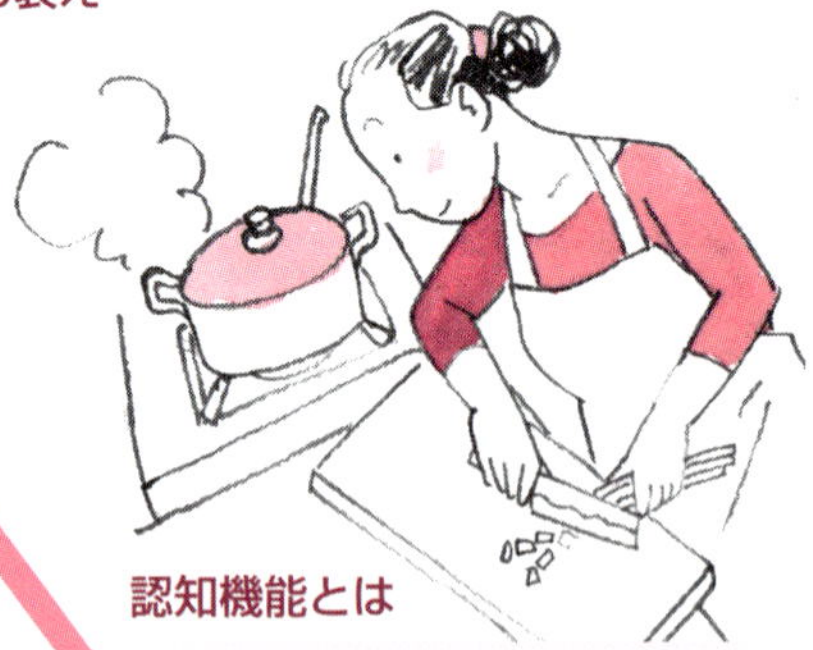

調理のときなど、いくつものことを同時にできるのは、脳の認知機能がしっかり働いているため

認知機能とは

- 記憶する（新しいことを覚え〈記銘《きめい》〉、思い出せる〈保持・想起〉）
- 生活するうえで必要な行為をする
- 会話をする
- 字を書く
- 計算する
- 判断する
- 同時にいろいろなことをする
- 現在の日時や場所がわかる（見当識《けんとうしき》）

生理的な老化

記憶力の衰えなど、脳の働きの一部は低下していきますが、経験や知識の蓄積などによって補うことが可能。生活に大きな問題は生じません。

認知機能をそこなう原因があると……

認知障害

なんらかの原因で脳の働きがいちじるしく低下し、生活に問題が生じるようになった場合には、認知症ととらえます

明らかな原因がないか調べる

「レビー小体型認知症のようだ」と思って受診しても、すぐに診断が下るわけではありません。認知症を引き起こす原因はいろいろ。まずはなにが原因で認知障害が起きているのかを調べておく必要があります。

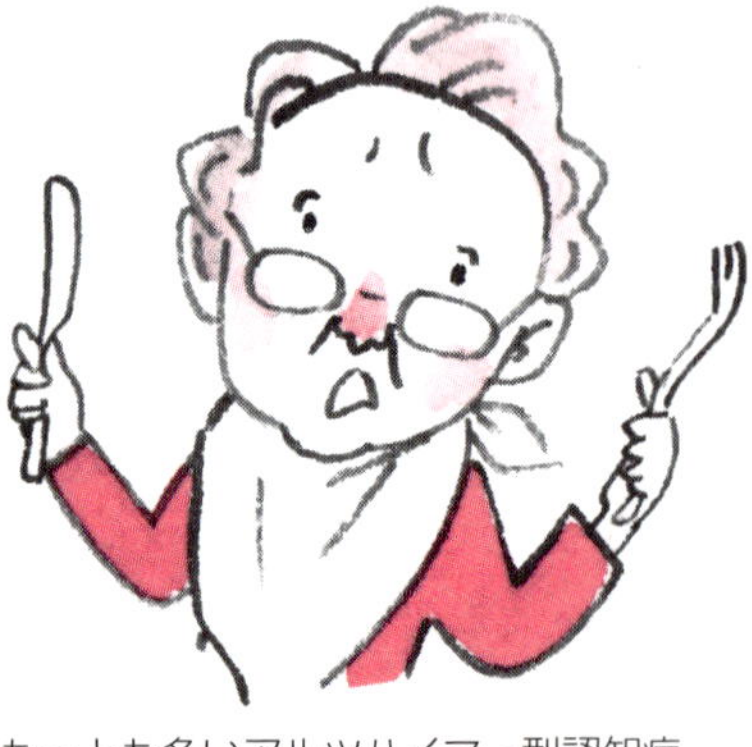

もっとも多いアルツハイマー型認知症では、記憶力の低下が目立つ

認知症の原因のいろいろ

一時的な意識障害ではなく、長い間続く認知障害をまねく原因になる病気はさまざま。原因によっては、適切な処置をおこなうことで回復するものもあります。だからこそ、早めに原因を突き止めておく必要があります。

（網掛け）……早期の手当てで回復可能な場合もある認知障害の原因

脳組織の変性	アルツハイマー型認知症	海馬を中心に脳全体が萎縮
	レビー小体型認知症	レビー小体による神経細胞の変性・脱落
	認知症を伴うパーキンソン病	「レビー小体病」のひとつ
	前頭側頭型認知症（ピック病など）	脳の前頭葉・側頭葉に萎縮が生じる
	進行性核上性麻痺、大脳皮質基底核変性症など	パーキンソン病類縁疾患といわれるが、レビー小体とは関連しない
脳血管障害	脳血管性認知症	脳梗塞、脳出血などにより脳組織への血流が不足し、脳組織の一部が壊死してしまう
内分泌・代謝性	甲状腺機能低下症	甲状腺ホルモンの不足
	ビタミン B_{12} 欠乏症	ビタミン B_{12} の不足
	ウェルニッケ・コルサコフ脳症	チアミン（ビタミン B_1）の不足
	肝性脳症	肝機能の低下により血液中に不要な物質が増え、脳機能を低下させる
	透析脳症《とうせきのうしょう》	長期にわたる慢性透析の合併症のひとつ
	肺性脳症	肺の機能不全のために低酸素症などが起こる
	低酸素症	酸素不足により脳機能が低下
中毒性	薬物・金属・有機化合物などの中毒	脳の組織を変性させることがある
	アルコール依存症	大量飲酒は認知症の発症の危険率を高める
感染性	クロイツフェルト・ヤコブ病、脳炎、髄膜炎、脳梅毒、エイズ など	細菌やウイルスなどの病原体やプリオンにおかされ、脳機能の低下を引き起こす
腫瘍性《しゅようせい》	脳腫瘍、転移性腫瘍	腫瘍により脳が圧迫される
外傷性	頭部外傷	ケガの程度によっては認知障害が残ることも
	慢性硬膜下血腫《まんせいこうまくかけつしゅ》	頭を強打したあと、頭蓋内にできた血の塊が脳を圧迫する
その他	正常圧水頭症	頭蓋内にたまった髄液が脳を圧迫して起こる
	多発性硬化症、ベーチェット病	いずれも免疫異常がかかわっている

医療機関の選び方

新しい病気だから「勉強家」の医師にかかる

レビー小体型認知症は、認知症のひとつとして国際的に認識されるようになってから、まだ長い年月がたっていません。だからこそ、「だれにみてもらうか」が重要です。

受診先の選び方

「もしかしたらレビー小体型認知症ではないか」「別の病気と診断されているが、どうも違うような気がする」——そんなとき、いちばんの問題はどこにかかるかです。

1 診療科名だけでは目安にならない

認知症をみる診療科には「精神科」「神経内科」「老年科」「脳神経外科」などがあります。
しかし、診療科名だけで選ぶのは問題です。認知症といっても、アルツハイマー型認知症や脳血管性認知症がほとんどで、レビー小体型認知症に関する知識や治療経験には乏しいというところも少なくないからです。

2 情報をもっているところに相談する

具体的な受診先がわからないという場合には、身近な窓口で相談してみましょう。

地域包括支援センター

地域の高齢者に対する支援活動をまとめる中核的な機関。地域の医療機関についての情報も集まりやすい

レビー小体型認知症家族を支える会

ホームページに、本書の監修者・小阪憲司医師が推奨するレビー小体型認知症の診断・治療ができる「専門医師一覧」を掲載している

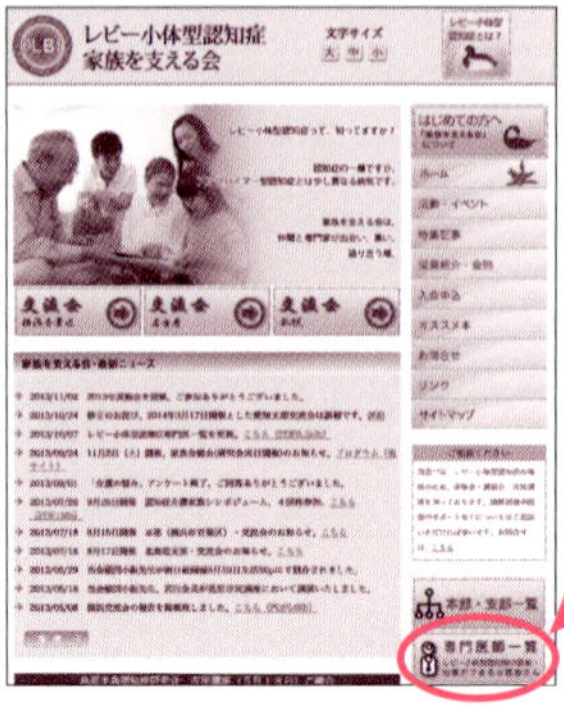

ホームページ画面にある「専門医師一覧」というところ（矢印部分）をクリックすると、リストがみられる（2014年1月現在）

疑問を感じたら我慢しない

診断がついたら、長い治療・介護生活が始まります。「この医師で大丈夫かな？」「いばっていていやだな」などという気持ちのままでは、安心して治療に取り組めません。

医師に聞いてみよう

- 「先生は、レビー小体型認知症という病気の治療もされているのでしょうか？」
- 「この本を読んでみると、家族の状態とよく似ているんです。それで心配になりまして……」

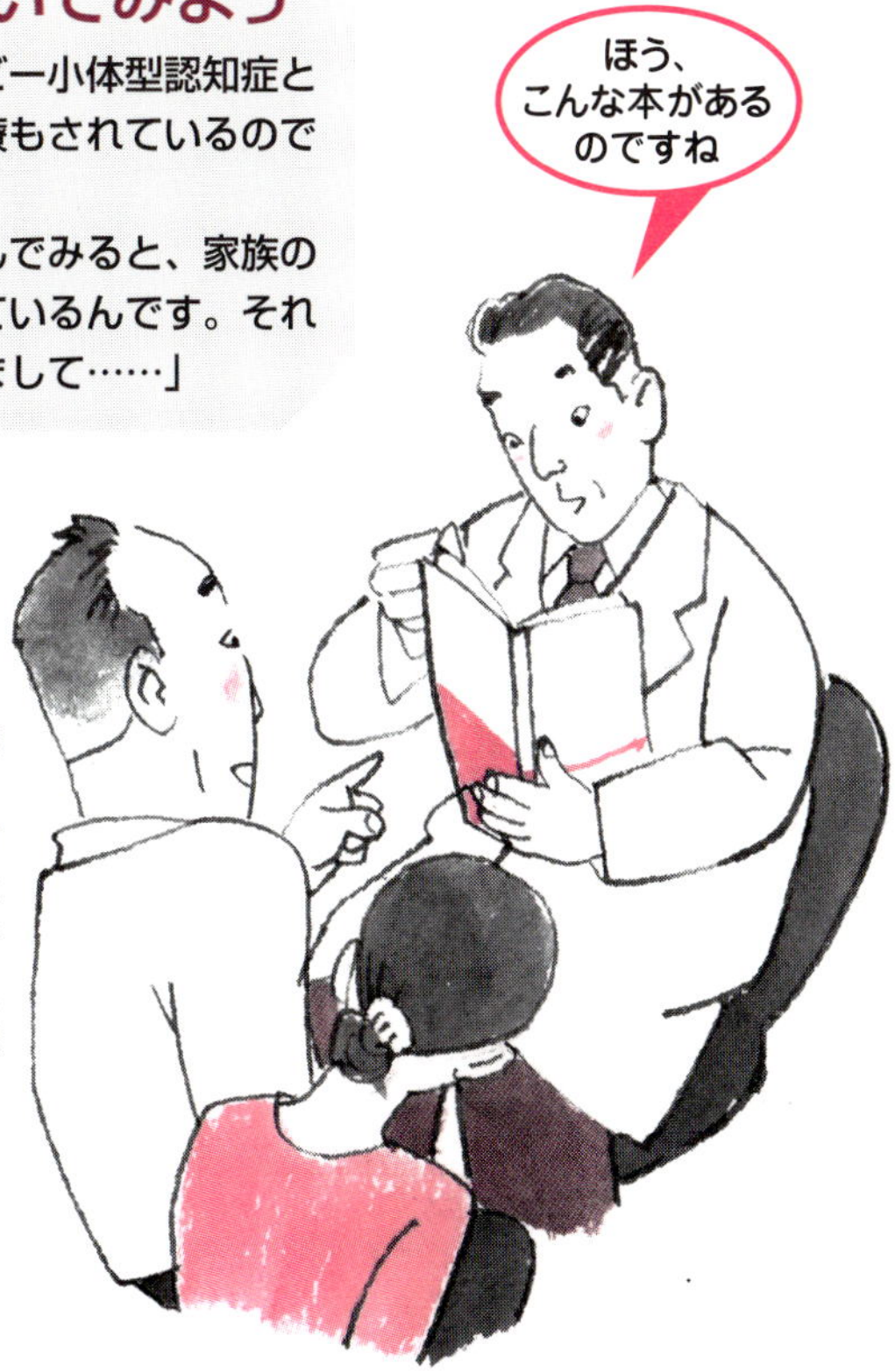

レビー小体型認知症の治療経験は少なくても、「私も勉強するので、いっしょによりよい対応法を考えていこう」などと言ってくれる医師なら信頼できる

要注意の医師のサイン

- 画像や検査データばかりみて、患者本人や家族の話を聞こうとしない
- 疑問点を尋ねると、うるさそうにする
- 治療方針や薬に対する説明が一方的で、わかりにくい
- いきなり抗精神病薬を処方する

★症状が人によって大きく違うレビー小体型認知症は、患者さんや家族の話をよく聞いてくれて、困りごとをいっしょに解決していこうとする姿勢がいちばん大事。その点に不安があるようなら、医療機関の変更を考えてもよい

別の医師の意見（セカンド・オピニオン）を求めてみよう

長いつきあいができる相手を選ぶ

レビー小体型認知症の患者さんは、正しい診断を受け、適切な治療を始めるまでに時間がかかってしまうことが少なくありません。この病気についての知識や治療経験のある医師にかかることが、正しい診断への近道です。

医療機関とのつきあいは長いものになるだけに、「この医師なら任せられる」と思える人のもとで、治療を進めていけるようにしたいものです。

特徴的な症状の有無が診断のポイント

レビー小体ができていても、画像検査でそれ自体が映し出されるわけではありません。診断の際にもっとも重要なのは、特徴的な症状があるかどうかです。

診断の進め方

医師は、話を聞いたり検査結果をみたりしながら、認知症かどうか、そうだとしたら、なにが原因で起きているどんなタイプの認知症かを判断します。

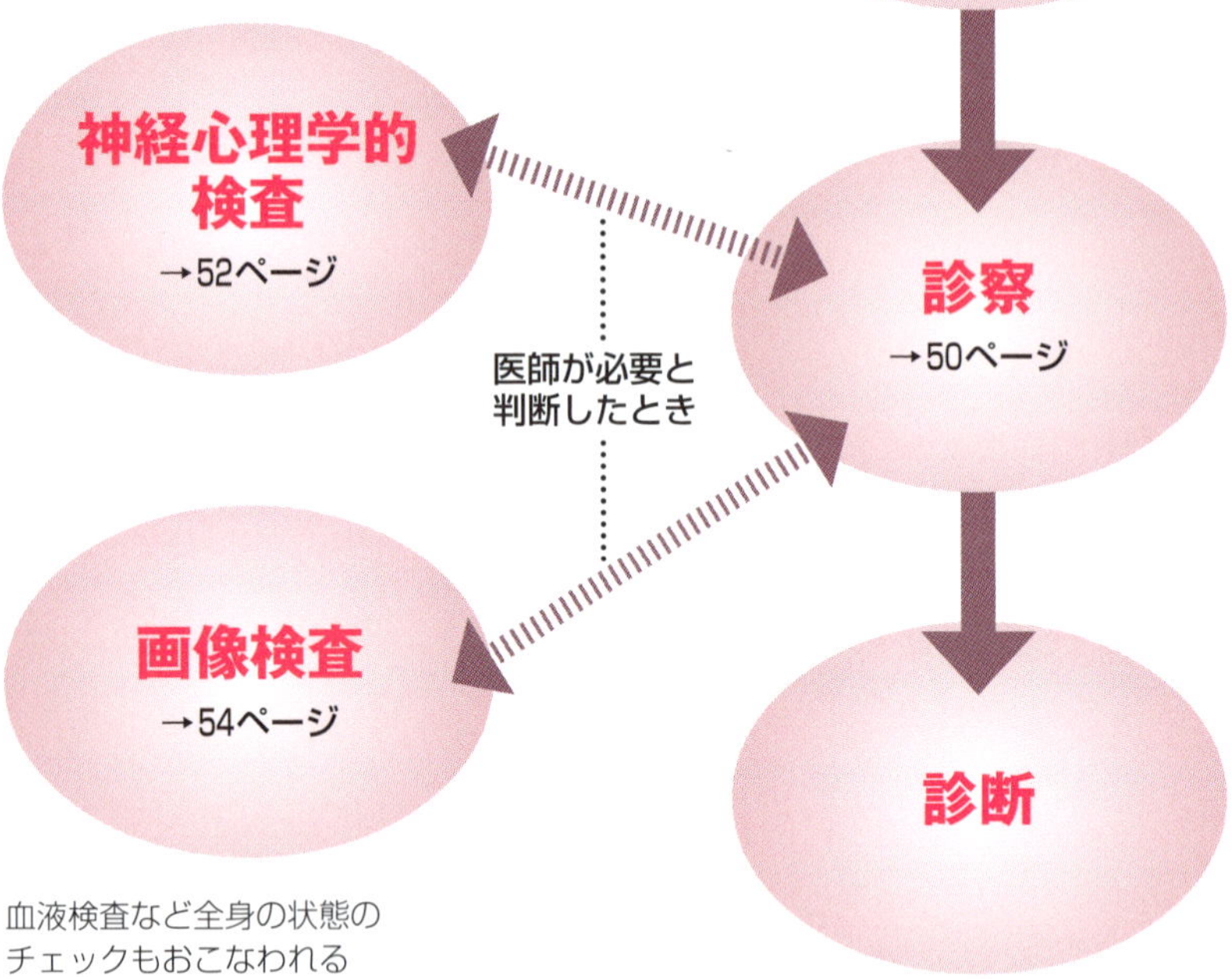

問診票の記入
診察
→50ページ
神経心理学的検査
→52ページ
医師が必要と判断したとき
画像検査
→54ページ
診断

血液検査など全身の状態のチェックもおこなわれる

話を聞くだけで診断が可能!?

レビー小体がどこにどれだけ存在するかは、患者さんが亡くなったあとに脳を解剖して調べないかぎり、正確なことはわかりません。さまざまな検査は、まぎらわしい病気と区別するためには必要ですが、それだけで診断を下せる材料にはなりません。

ただし、レビー小体型認知症の症状の現れ方は、ほかの認知症とは違う特徴があります。だからこそ、専門医は症状の現れ方やこれまでの経過について詳しく知ろうとします。逆にいえば、検査ばかりで患者さんや家族の話を聞かない医師では、正しい診断は下せない病気ともいえるのです。

レビー小体型認知症の診断基準

CDLBという国際的な研究グループが、初めてレビー小体型認知症の診断基準を発表したのは1996年のこと。まだまだ「新しい病気」といえるでしょう。現在は、2005年に出された改訂版が使用されています。

①中心的な特徴	□認知障害	早期には著名な、または持続性の記憶障害は必ずしも起こらない場合がある。注意・実行機能・視空間のテストにおいて障害が目立つこともある
②コアとなる特徴	□認知の変動 □具体的で詳細な内容のくり返し現れる幻視 □薬剤などの影響のないパーキンソン症状	可能性がある（probable）と診断するには2つ以上、疑いがある（possible）と診断するには1つ必要
③示唆的《しさてき》な特徴	□レム睡眠行動障害 □抗精神病薬に対する重篤な過敏性 □大脳基底核におけるドパミントランスポーターの取り込み低下（SPECT）	1つ以上のコアとなる特徴に加え、1つ以上の示唆的な特徴がある⇒可能性がある（probable）という診断が可能。 コアとなる特徴はないが示唆的な特徴が1つ以上ある⇒疑いがある（possible）という診断には十分。 示唆的な特徴のみで、可能性がある（probable）と診断すべきではない
④支持的特徴	□くり返される転倒・失神 □一過性の意識消失 □重い自律神経症状 □系統化された妄想 □幻視以外の幻覚 □抑うつ症状 □側頭葉内側の萎縮がみられない（CT/MRI） □後頭葉の血流低下・代謝低下（SPECT/PET） □MIBG心筋シンチグラフィによる取り込み低下 □脳波検査による全般的な徐波化	通常存在するが、「この症状や所見があればこの病気の可能性が高い」という診断特異性は証明されていない
⑤診断の可能性が低い特徴	□脳血管性障害の存在 □他の身体疾患・脳疾患の存在 □重い認知症の段階になって初めてパーキンソン症状が出現	

受診するとき

家族も同行し、本人の様子を詳しく伝える

レビー小体型認知症を正しく診断するために欠くことができないのが、患者さんの症状についての詳しい情報です。とくに身近な家族からの話は診断の重要なポイントになります。

初診の前に整理しておこう

その場で患者さんの日頃の様子を思い出して伝えようとすると、同じ話のくり返しになったり、重要なことを伝え忘れてしまったりすることもあります。受診する前に、なにを話すか、あらかじめまとめておくようにしましょう。

あてはまることがあれば
必ず伝えよう
（詳しくは49ページ参照）

■どんな症状があるか
もの忘れがひどい…□／しっかりしているときと、ぼーっとしているときの差が激しい…□／幻視や誤認がある…□／妄想がある…□／うつ状態…□／動作がのろくなった…□／筋肉がこわばる…□／小股で歩く…□／就寝中の寝言や体の動きが激しい…□／転ぶことが多い…□／ふらつきがひどい

■その症状はいつ頃から現れたか

■いつ、どんなときに症状が出やすいか

■現在、服薬中の薬があれば、具体的な名前と量

■過去にかかったことのある大きな病気や、受けたことのある手術

■家族関係や世帯状況

■本人が困っていること

■家族が困っていること

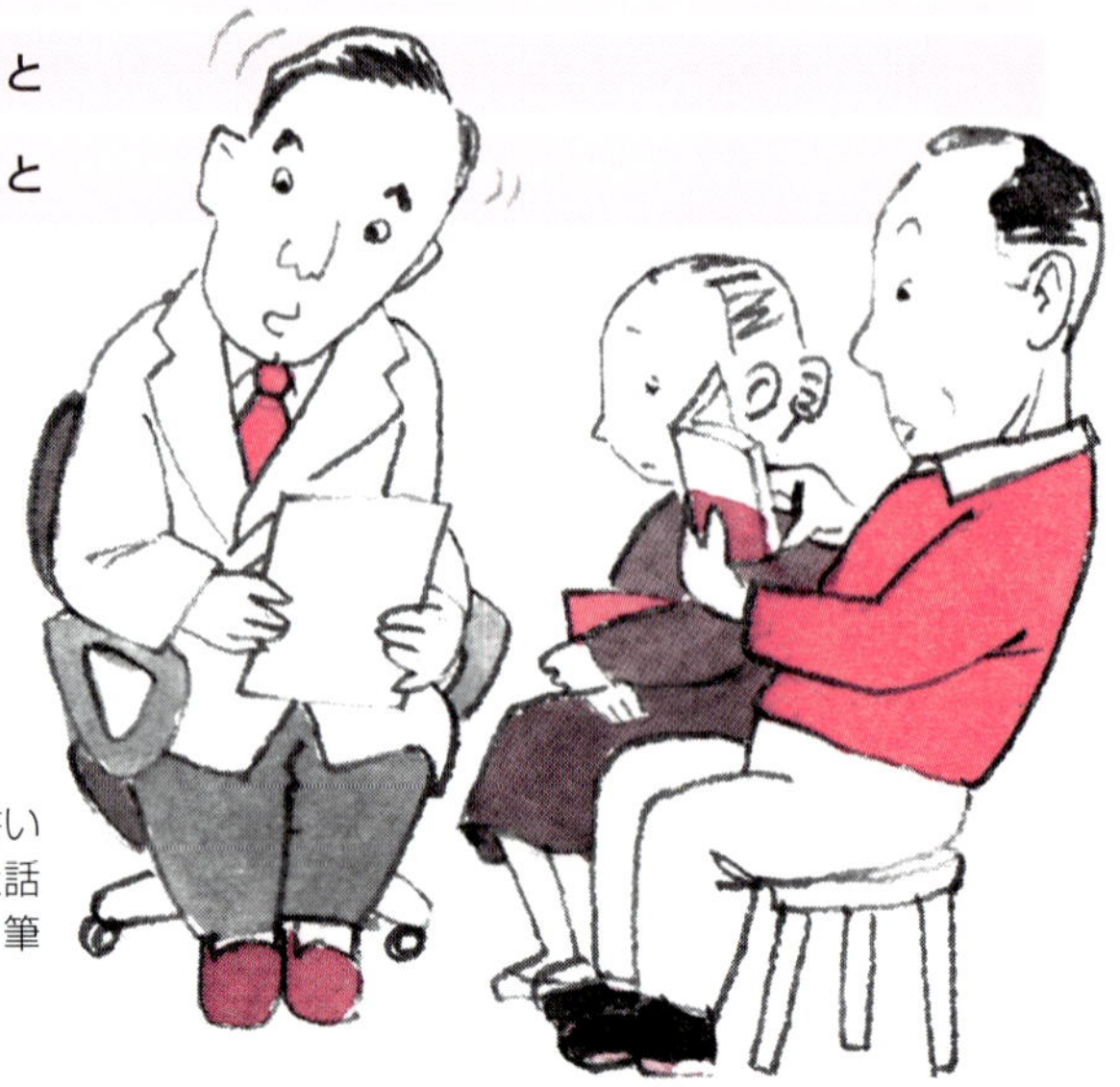

医師に伝えるべき内容を書いておいたり、医師に聞いた話を書きとめておくために、筆記用具を持参するとよい

ふだんの様子や困っていることを伝える

医師の診察を受ける際は、家族も付き添っていきましょう。いくら医師が診察に時間をとるとしても、二十四時間、患者さんのことを見守れるわけではありません。

医師が患者さんの症状を詳しく知るためには、診察時のご本人の様子だけでなく、身近で患者さんと生活している家族からの話がたいへん参考になります。どんな症状があり、どんなことに困っているのか、率直に伝えることが重要です。

家族と医師の間の信頼関係も大切

レビー小体型認知症にかぎりませんが、治療を進めるうえでも、患者さんの生活を支えるためにも、まわりの人の協力が必要です。家族と医師の間に信頼関係が築かれることで、患者さんも安心して過ごすことができます。

誤診されやすい病気

次のような病気だと診断され、治療しているがはかばかしい改善がみられず、レビー小体型認知症を思わせる症状がいくつもあって困っているという場合には、診断の見直しが必要かもしれません。

レビー小体型認知症に詳しい医師の診察を受け直すことを考えてみましょう。

アルツハイマー型認知症
画像検査で脳の萎縮がみられると、この病名がつきやすい

統合失調症／老年期精神病
幻視・妄想があると誤診されやすい

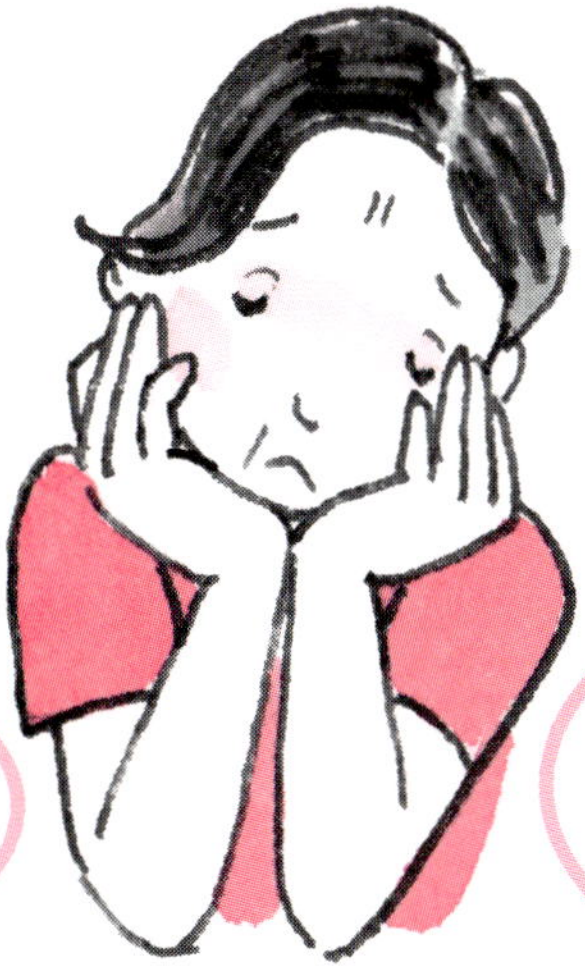

誤診を防ぐためにも、症状はもらさず伝えよう

進行性核上性麻痺／大脳皮質基底核変性症
パーキンソン症状を示し、認知障害を伴うこともあるが別の病気

パーキンソン病
誤診とはいえないこともあるが、レビー小体型認知症の可能性も考えながら治療を進める必要がある

うつ病（老年期うつ病）
うつ状態は合併しやすい症状のひとつ

認知機能を調べる

質問への答え、図形の描き方などをみる

認知機能を調べる検査は神経心理学検査のひとつ。レビー小体型認知症の場合、視覚的な認知機能の低下が特徴のひとつなので、絵や図を使う検査も診断に役立てられます。

いくつかの質問に答えてもらう

診断の参考にするために、認知機能を調べておきます。口頭での質問が中心ですが、検査の種類によっては、図形などを描いてもらうこともあります。

なにがわかる?

- アルツハイマー型認知症かどうか
- 認知障害や生活障害の状態・程度の把握

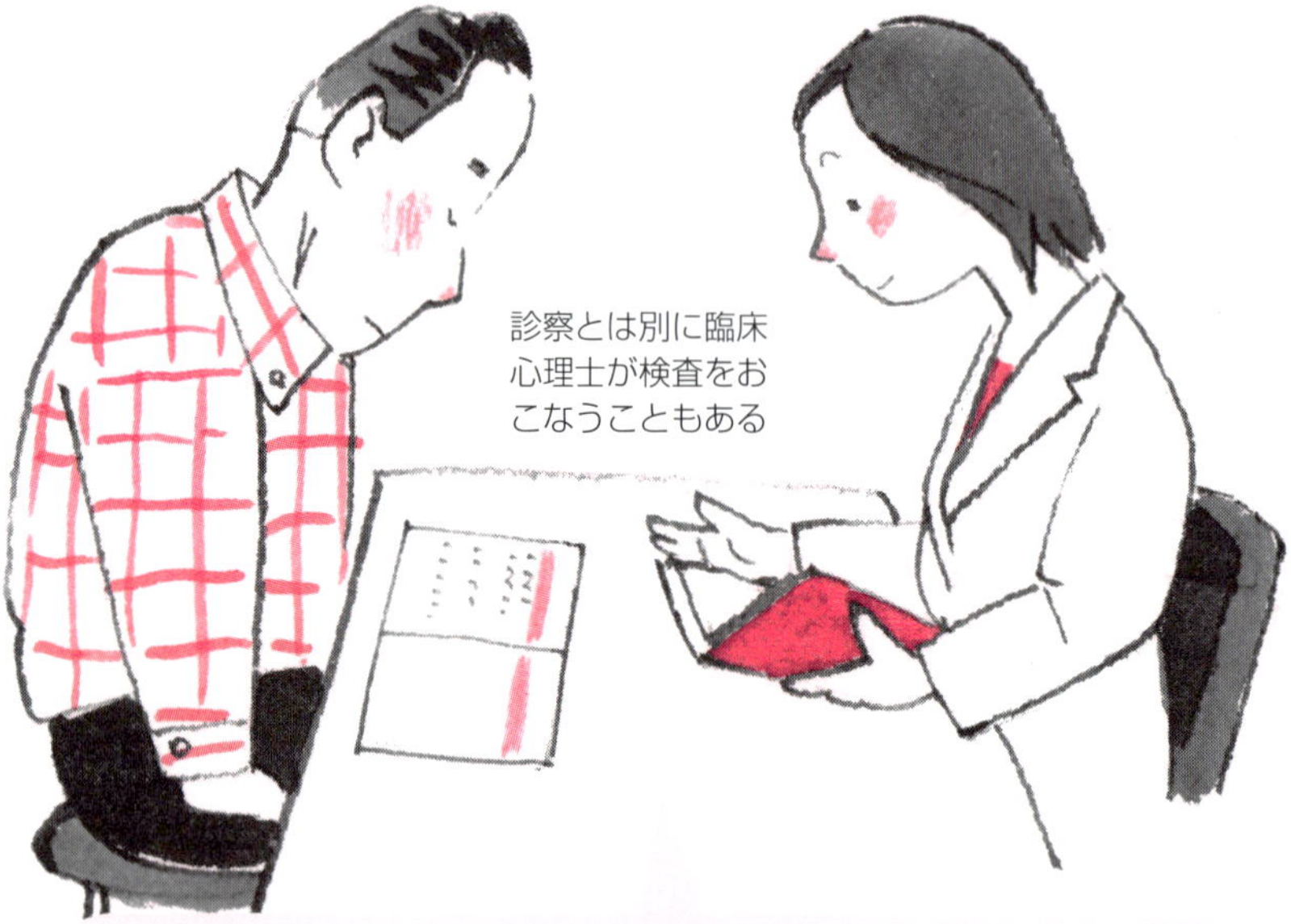

診察とは別に臨床心理士が検査をおこなうこともある

主な認知機能検査

認知機能を数値化し、認知症の疑いがあるかどうかを判断する評価尺度とします。

▼長谷川式簡易知能評価スケール

日本で長く使われてきた評価尺度。年齢や年月日を答えられるか、複数の数字を覚え、逆の順番で言えるか、計算力は保たれているか、ものの名前を覚え、思い出すことができるかなど、9項目のテストをおこないます。

▼MMSE（ミニメンタルステート検査）

世界的に用いられている評価尺度。11項目の検査をおこないます。時間や場所、計算力、記憶力などを確かめるほか、文章を読んで、その指示にしたがってもらったり、文章を書いたり、図形を描いてもらう項目もあります。

複数の課題で認知機能の状態をみる

認知症が疑われる場合には、認知機能の状態を調べる検査がおこなわれます。口頭での質疑応答を中心に、今いる場所や日時がわかるか（見当識）、記憶力や計算力はどの程度保たれているかなどを確認していきます。

また、「目で見たことを理解し、指示どおりのことをできるか」をみて、視覚認知機能を確かめることもあります。

レビー小体型認知症の患者さんは、総じて視覚認知機能を確かめる課題が苦手です。その点も、診断の参考にされます。

日を替えて何度かおこなうことも

レビー小体型認知症の場合、認知の変動が出やすいため、一回の検査では、認知障害の程度の判断はつきにくいといえます。日を替えて、何度かテストをおこなうこともあります。

書いたり、まねしたりしてもらうことも

レビー小体型認知症は視覚的な認知機能の低下が特徴のひとつなので、絵や図を使ったテストも重要な判断材料になります。

複数の図形が重なった錯綜図《さくそうず》を用いる

重なった図形を見て、なにが描かれているかを答えてもらったり、同じように描いてもらったりすることもあります。

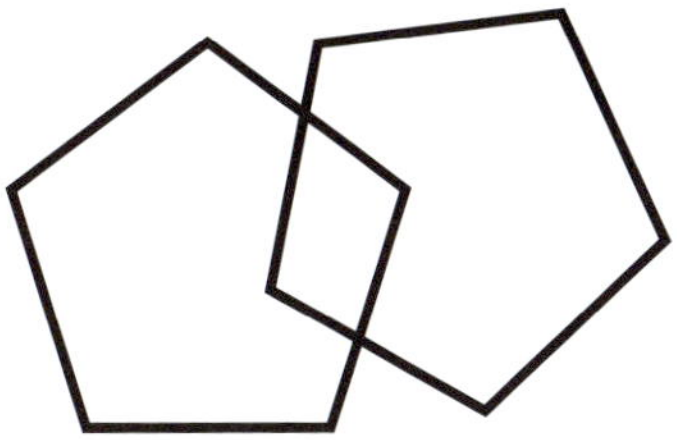

錯綜図の模写は MMSE の検査項目のひとつ

手まねをしてもらう

検査をする人が手指でお手本を示し、そのあと、手指で同じ形をつくれるかどうかをみます（山口式キツネ・ハト模倣テスト）。

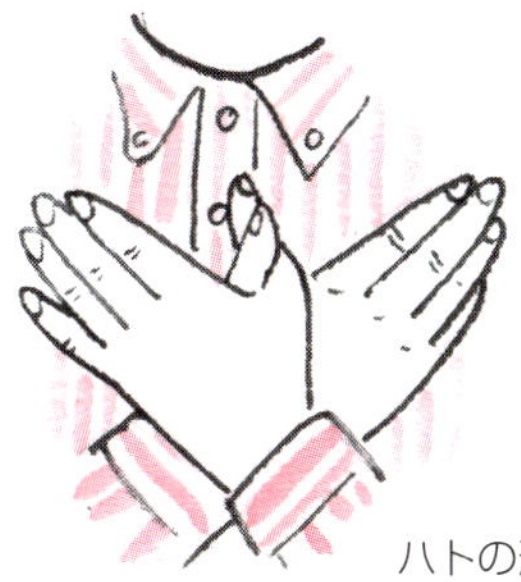

ハトの形

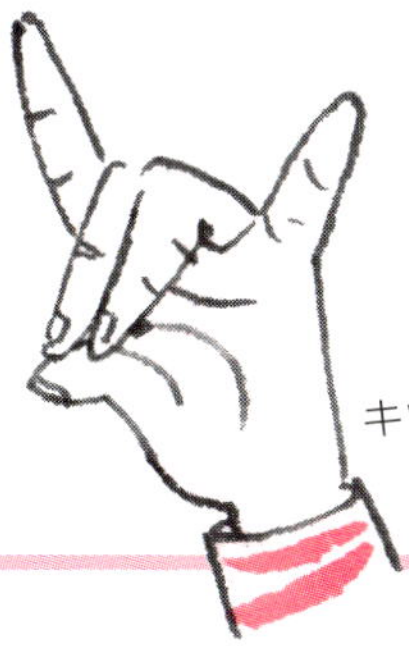

キツネの形

指示された時刻を示す時計を描いてもらう

「時計描画テスト」といわれる検査。「10時10分を示している時計の絵を描いてみてください」などと指示します。

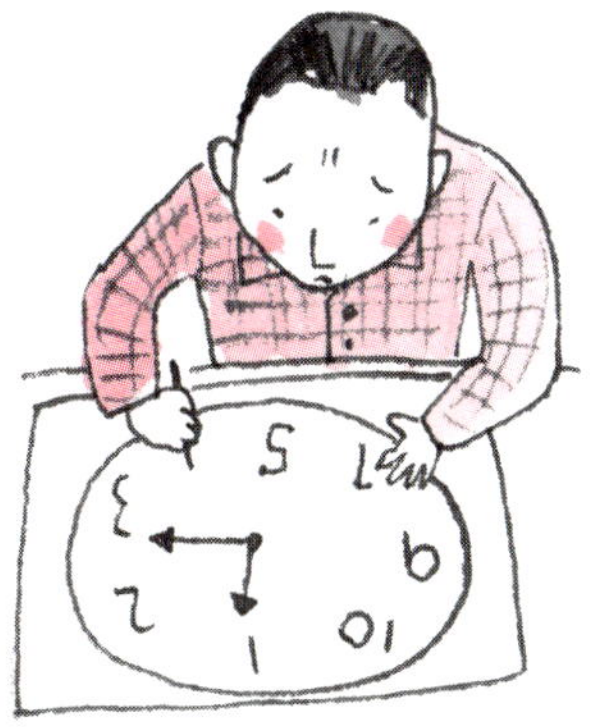

文字盤の数字や針の位置がうまく描けないことが多い

脳の形や働きをみる

脳CT、脳MRIではほかの病気と区別する

レビー小体自体は、どんな画像検査でも映し出すことはできませんが、各種の画像検査法を用いることで、より正確な診断を下すことが可能です。

頭蓋内部の脳の様子を、断面にして映し出すことができる

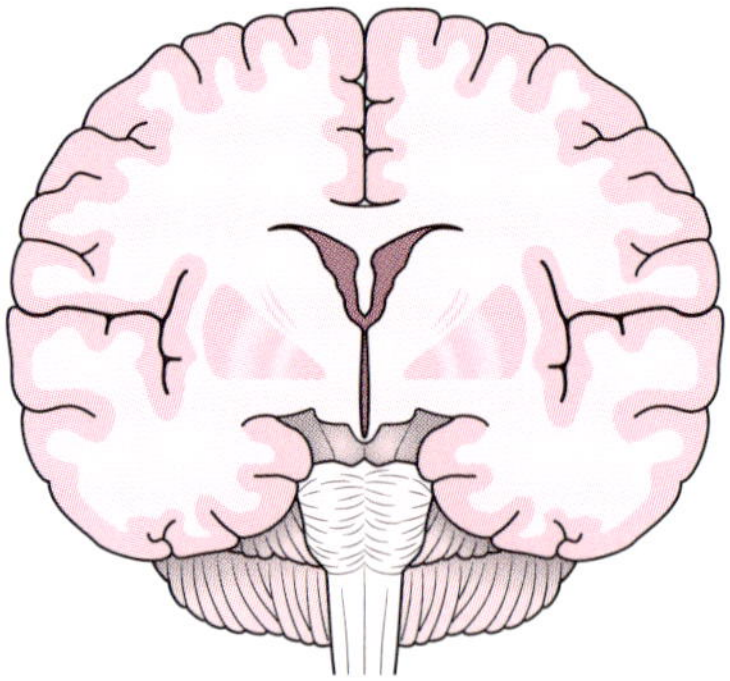

脳CT、脳MRIで形などの変化をみる

純粋型のレビー小体型認知症やパーキンソン病の多くは、脳CT（コンピューター断層撮影）、脳MRI（核磁気共鳴画像法）では、とくに目立った異常はみられません。異常があれば、別の病気の可能性が高いと判断できます。

▼なにがわかる?

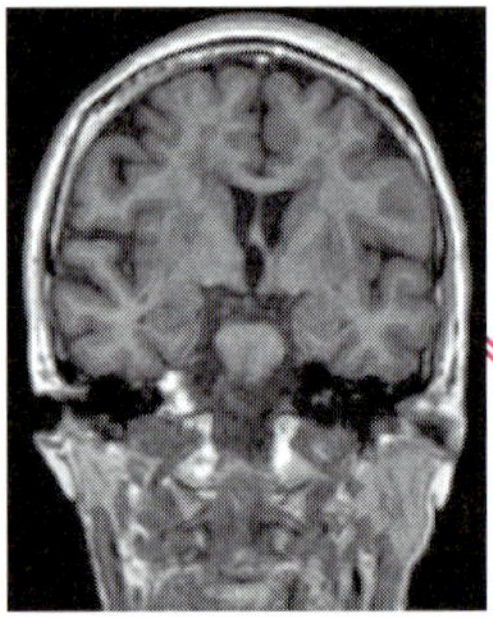

レビー小体型認知症
明らかな病変はみられないことが少なくない

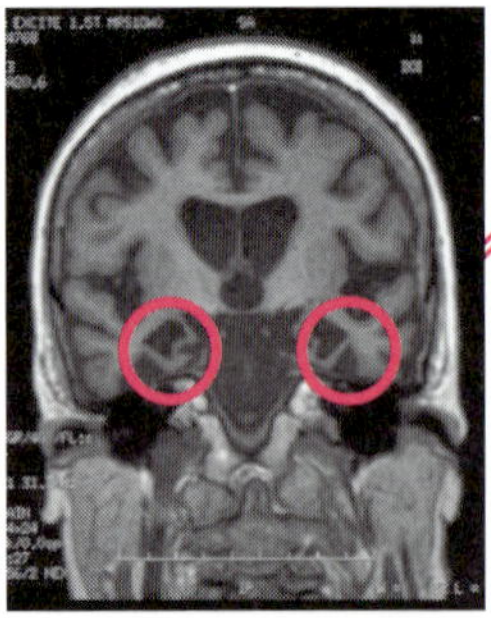

アルツハイマー型認知症
海馬のあたり（囲み部分）を中心に、脳の萎縮がみられる

脳の萎縮のようす
脳が縮んで小さくなっていないか、萎縮しているとすればどこの部位で、どの程度かがわかる

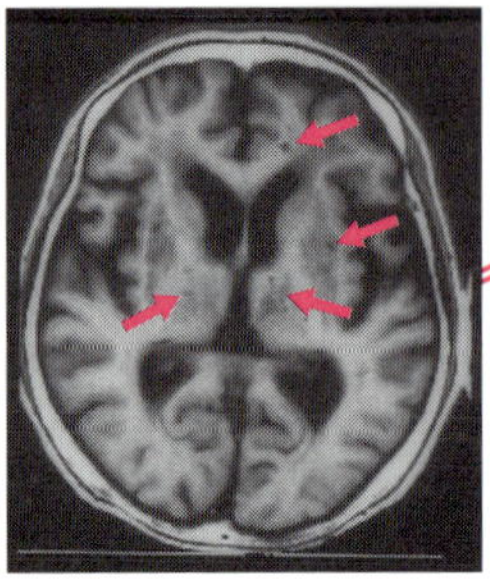

多発性脳梗塞
モヤモヤとした黒い点々（矢印部分）が脳梗塞による小さな病変

器質性病変のようす
脳梗塞、脳出血、脳腫瘍、慢性硬膜下血腫などの病変は、脳CT、脳MRIで映し出される

検査結果を過信しない

脳CTや脳MRIは、検査装置が普及しているため、認知症の疑いがある場合、ごく一般的におこなわれています。

ただ、これだけで正しい診断はできません。「脳に萎縮がみられる」というだけで、アルツハイマー型認知症と診断されることも多いのですが、実際にはレビー小体型認知症が合併し、さまざまな症状を引き起こしていることもあります。

SPECTは脳の働きをみる検査

SPECT《スペクト》（単一光子放射型コンピューター断層撮影）は、微量の放射線を出す薬（放射性医薬品）を注射し、その薬剤を映し出すことで体内の様子を画像化する核医学検査のひとつ。脳の働きを知る検査として、以下の2つの検査方法があります。

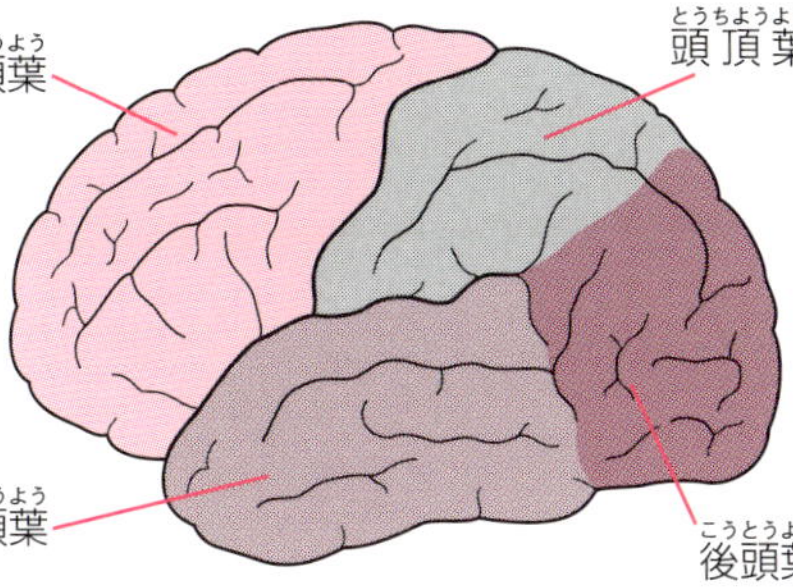

大脳皮質は大きく４つの領域に分けられる。レビー小体型認知症は、後頭葉の血流低下が特徴的

脳血流シンチグラフィ

脳の血流が低下している部位を探し出すことができます。脳血流の低下は、脳神経細胞の機能が低下していることを示します。

明らかな形の変化はみられなくても、血流低下が起きている部位をみることで、レビー小体型認知症と、ほかの病気とを区別する際には参考になります。

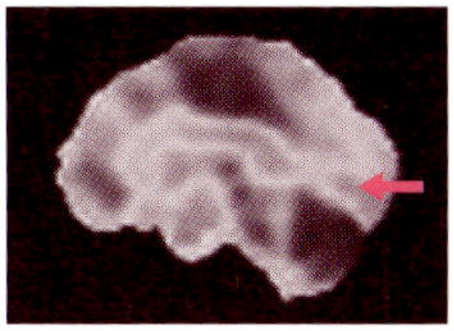

レビー小体型認知症
後頭葉の血流低下がみられることが多い

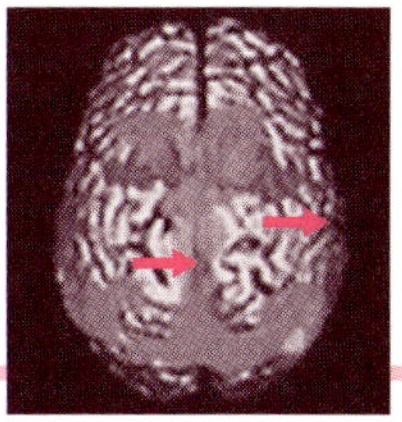

アルツハイマー型認知症
頭頂・側頭葉での血流低下がみられる

黒質線条体節前《こくしつせんじょうたいせつぜん》ドパミン機能画像

ドパミントランスポーター（DAT）という、ドパミンを取り込む働きをもつたんぱく質の働き具合をみる検査です。レビー小体型認知症やパーキンソン病などのレビー小体病や、多系統萎縮症など、神経変性によってパーキンソン症状が起こる病気では、ドパミンの取り込みが悪くなっています。

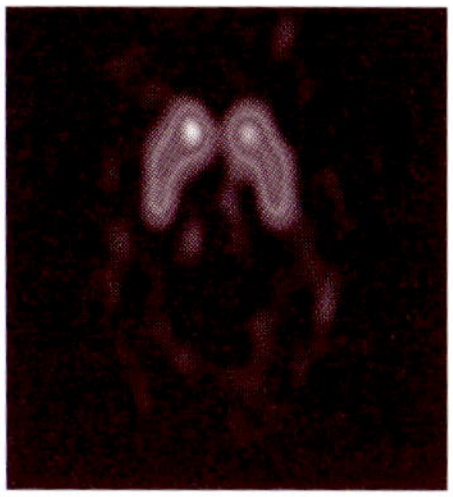

正常／アルツハイマー型認知症
ドパミントランスポーターに薬剤が集積し、明るく映し出されている

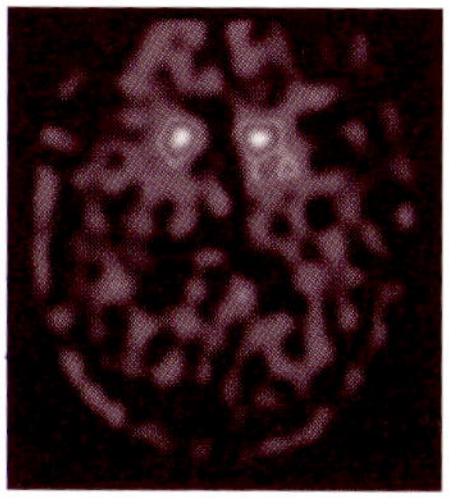

レビー小体型認知症
薬剤の集積が低下している様子がみられる

神経の働きをみる

MIBG心筋シンチグラフィも活用される

「心筋」とは心臓の筋肉のこと。MIBG心筋シンチグラフィでは、心筋を支配する交感神経の働きがわかります。レビー小体型認知症を診断する重要な検査方法です。

検査の進め方

SPECTと同様に核医学検査のひとつ。しかし、画像化する部位は脳ではなく心臓です。心臓に伸びる交感神経がどれだけ働いているかを確かめることができます。

MIBGが心筋にどれだけ集まっているかをみる

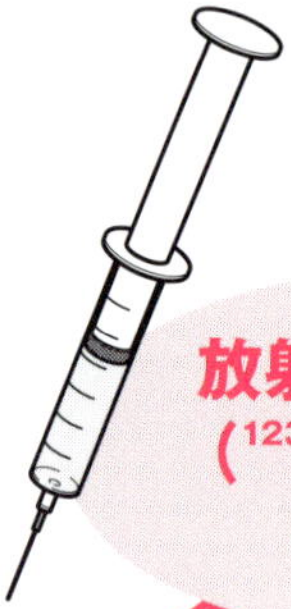

放射性物質ではあるがごく微量なので、被ばくの影響は心配しなくて大丈夫

放射性医薬品（[123]I-MIBG）を注射

↓

15～30分後に撮影（早期像）

↓

3～4時間後に再び撮影（後期像）

MIBGの集積がみられれば交感神経の働きは正常

MIBG（メタヨードベンジルグアニジン）は、ノルアドレナリンという神経伝達物質とよく似た構造の物質で、交感神経の末端で取り込まれたり、放出されたりします。

このMIBGにヨード123という放射性物質を加え、画像化できるようにした薬品を注射し、心筋を支配する交感神経の末端に、どれだけMIBGが集まるかをみる検査がMIBG心筋シンチグラフィです。

交感神経が正常に機能していればMIBGの集積がみられます。

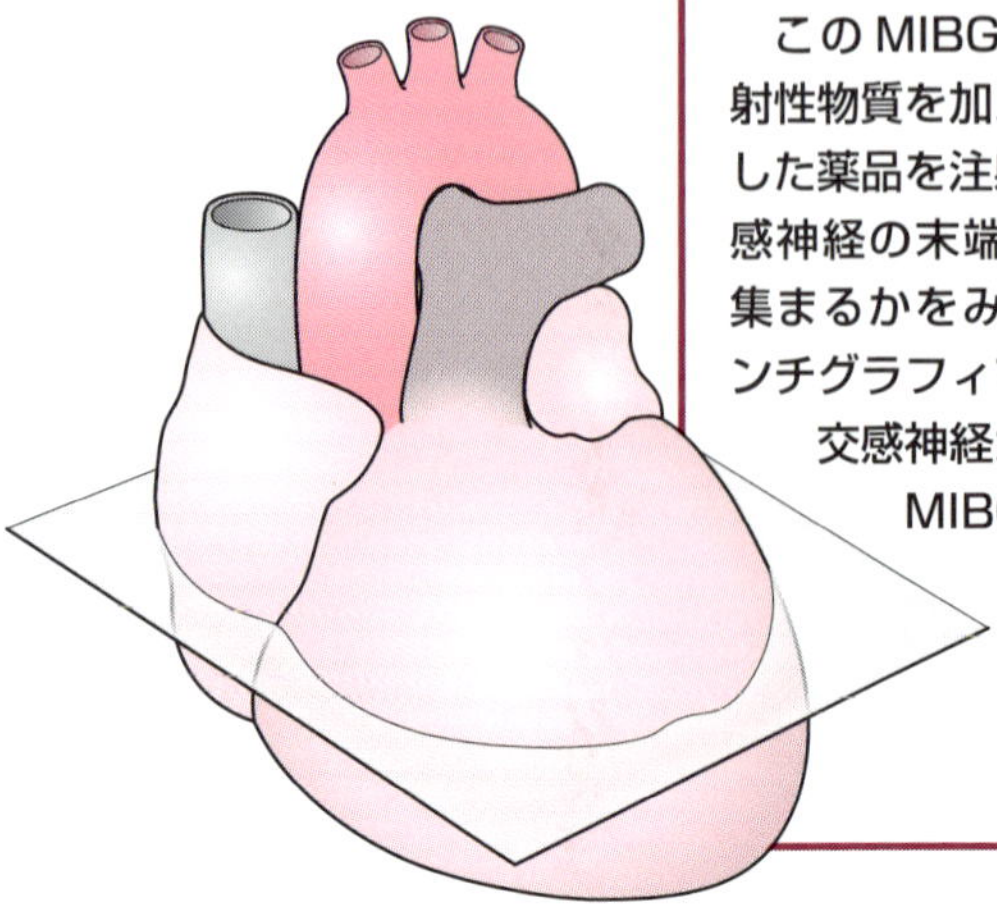

心臓の断面図を映し出し、MIBGの集まりぐあいを確かめる

明らかな違いが現れる

レビー小体型認知症の患者さんの90%以上に、MIBGの集積低下がみられます。これは交感神経の機能が低下しているということ。ほかの認知症には、こうした現象はみられません。

正常ならMIBGが集積し、心筋が黒く映し出されるが、レビー小体型認知症の場合、MIBGの集積がほとんどみられず、心筋が映し出されない

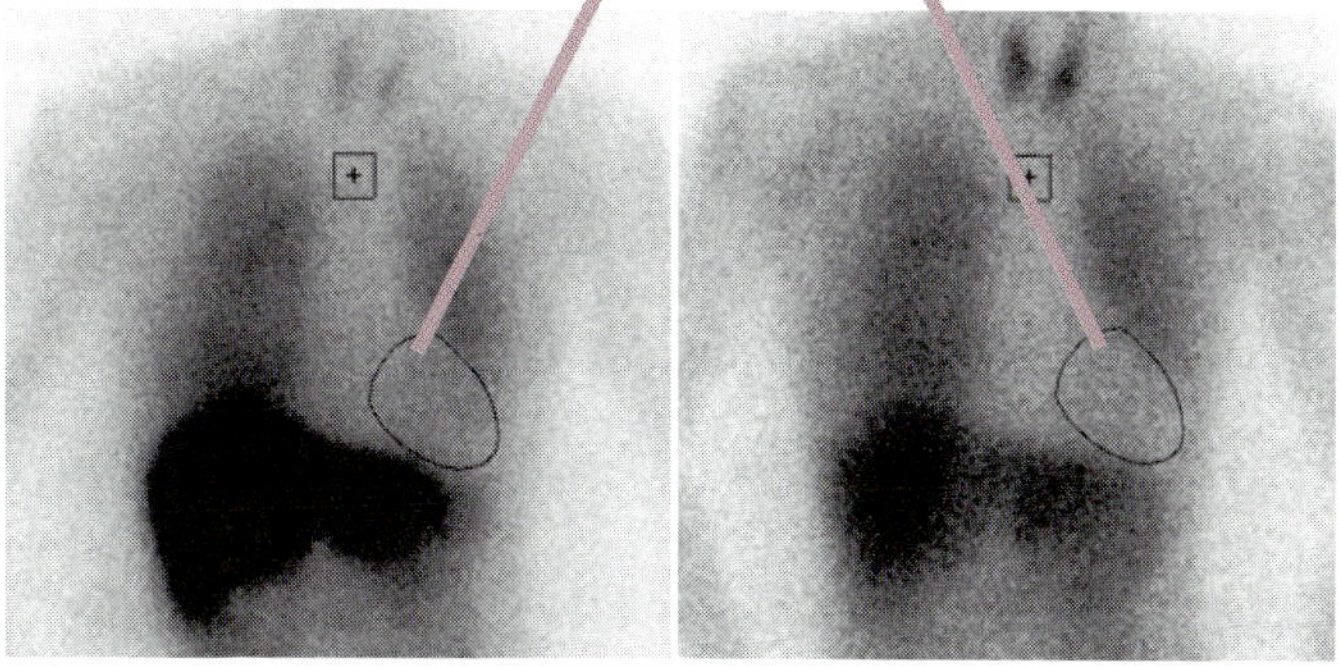

レビー小体型認知症の患者さんのMIBG心筋シンチグラフィの画像。早期像（左）と後期像（右）

■感度：ある病気の患者さんが異常を示す確率
■特異度：ある病気にかかっていない人が異常を示さない確率

レビー小体病（レビー小体型認知症とパーキンソン病）は、心臓交感神経の変性を早期からまねくのが特徴。ほかの神経疾患との違いもわかる※

※アルツハイマー型認知症や多系統萎縮症では、正常な状態と同じ像を示す

ほぼ確実にほかの病気と区別できる

MIBG心筋シンチグラフィは、レビー小体型認知症とほかの認知症を区別する際の感度・特異度は九〇%以上といわれるほど、信頼性の高い検査方法です。

レビー小体ができると自律神経、とくに交感神経の働きが低下します。なかでも心筋へと伸びる交感神経が変性、脱落しやすいことから、MIBG心筋シンチグラフィをおこなうと、ほかの病気とは異なる画像が得られるのです。

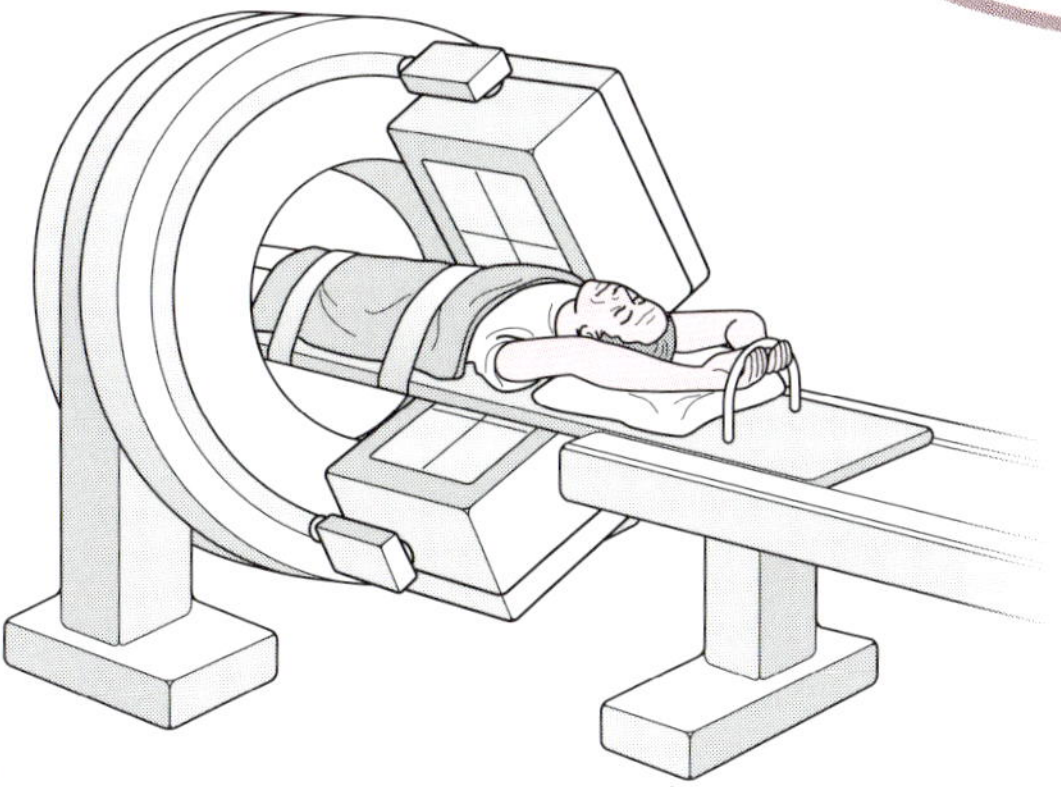

両腕を上げて仰向けに横たわったまま安静を保つ。胸のまわりをカメラが動いて撮影する

COLUMN

レビー小体そのものを検出できるようになる？

髄液検査でわかるようになる!?

レビー小体型認知症をより早く、正確に診断するために、レビー小体そのものを簡単に検出する方法がないか、研究が進められています。そのひとつが髄液のなかに含まれる、α－シヌクレインを調べる方法です。

α－シヌクレインは、通常一個の分子として存在しています。その分子どうしが重なり、大きくなっていた結果、形成されるのがレビー小体です。パーキンソン病患者の髄液内では、分子が数個集まった状態のα－シヌクレインの濃度が高いと報告されていることから、にわかに髄液検査が注目されるようになってきたのです。

脳画像でわかるようになる!?

より負担の少ない血液検査や、皮膚や鼻の粘膜などから、α－シヌクレインを検出する方法についても検討されていますが、実用化にはまだ時間がかかりそうです。

また、放射性医薬品を使う核医学検査のひとつであるPET《ペット》画像で、脳内のレビー小体を検出できるようになることも期待されています。

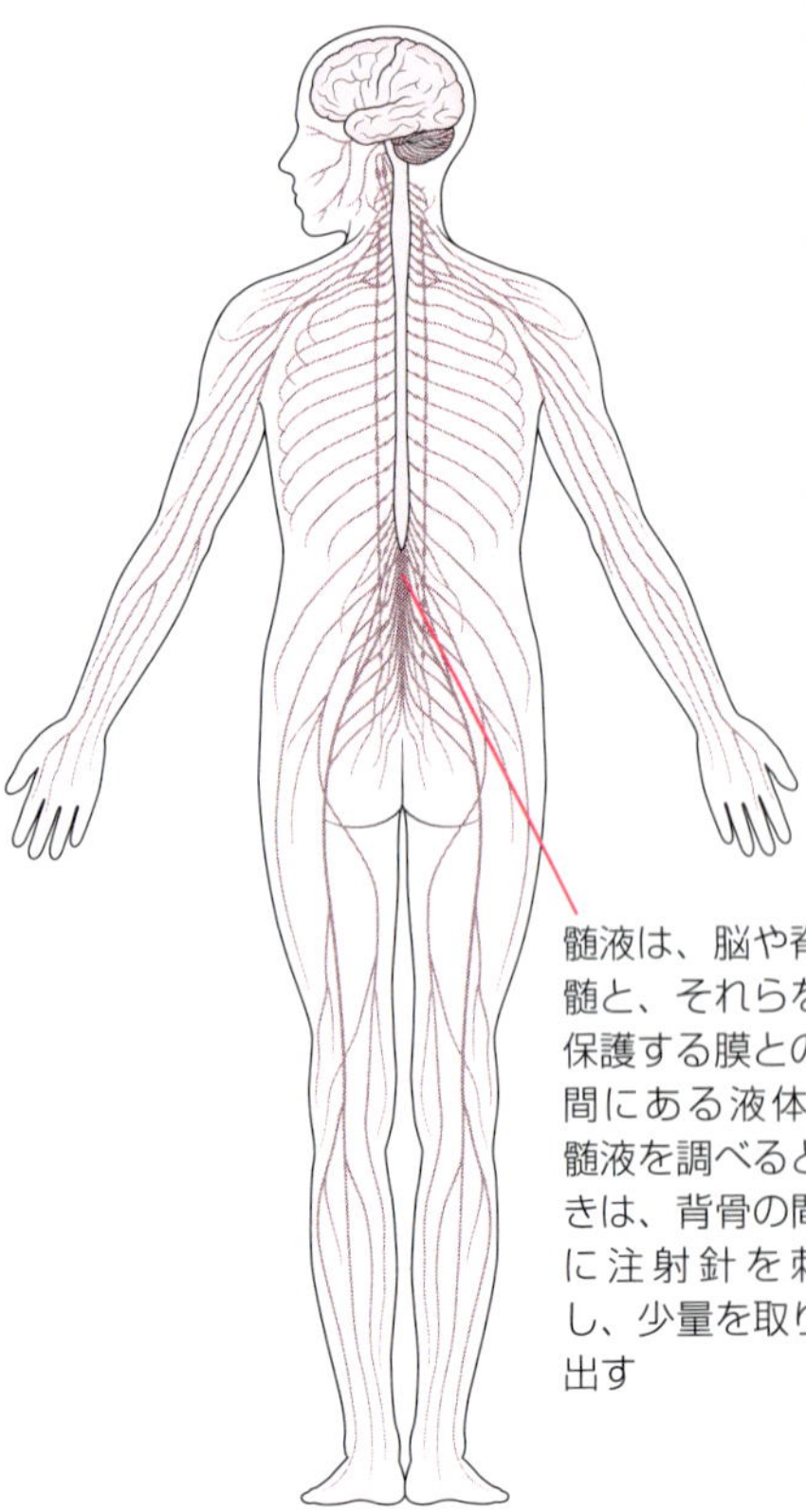

髄液は、脳や脊髄と、それらを保護する膜との間にある液体。髄液を調べるときは、背骨の間に注射針を刺し、少量を取り出す

4

レビー小体型認知症の最新治療

レビー小体型認知症の診断がついたら、
さっそく治療を開始します。
治療の基本は薬物療法。認知機能の低下を防ぐだけでなく、
レビー小体型認知症の多くの症状に効果を発揮します。
ただし、飲みすぎれば逆効果。細心の注意が必要です。

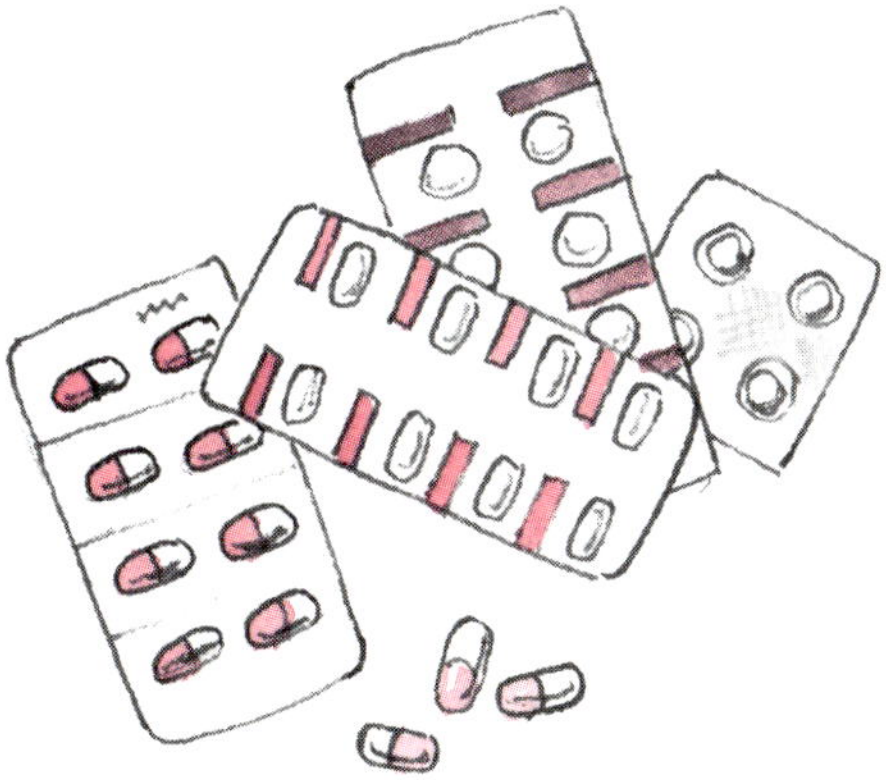

治療方針

症状の進行を抑えることが目標になる

どんな病気も、できるだけ早い段階で治療を開始することが大切です。レビー小体型認知症も認知障害が目立つ前から治療を始めれば、よい状態を長く保つことができます。

早め早めの対応で病状の悪化を防ぐ

レビー小体型認知症の治療は、現在、困っている症状をやわらげ、その進行を抑えることを目的に進められます。

残念ながら、レビー小体型認知症を引き起こすレビー小体を消したり、神経障害をもとどおりにしたりする方法は、現段階ではわかっていません。それでも、できるだけ早い段階から手を打つことで生活の質を維持したり、向上させたりすることはできます（↓16ページ）。

身近な人が病気の特徴への理解を深めることで、これから起こりうることにも、すばやく対応していけるようになります。

もとどおりにはできない

変性し、脱落した神経細胞を再びもとの状態に戻すことはできません。しかし、神経障害による影響を抑え、症状の進行を抑えることは可能です。

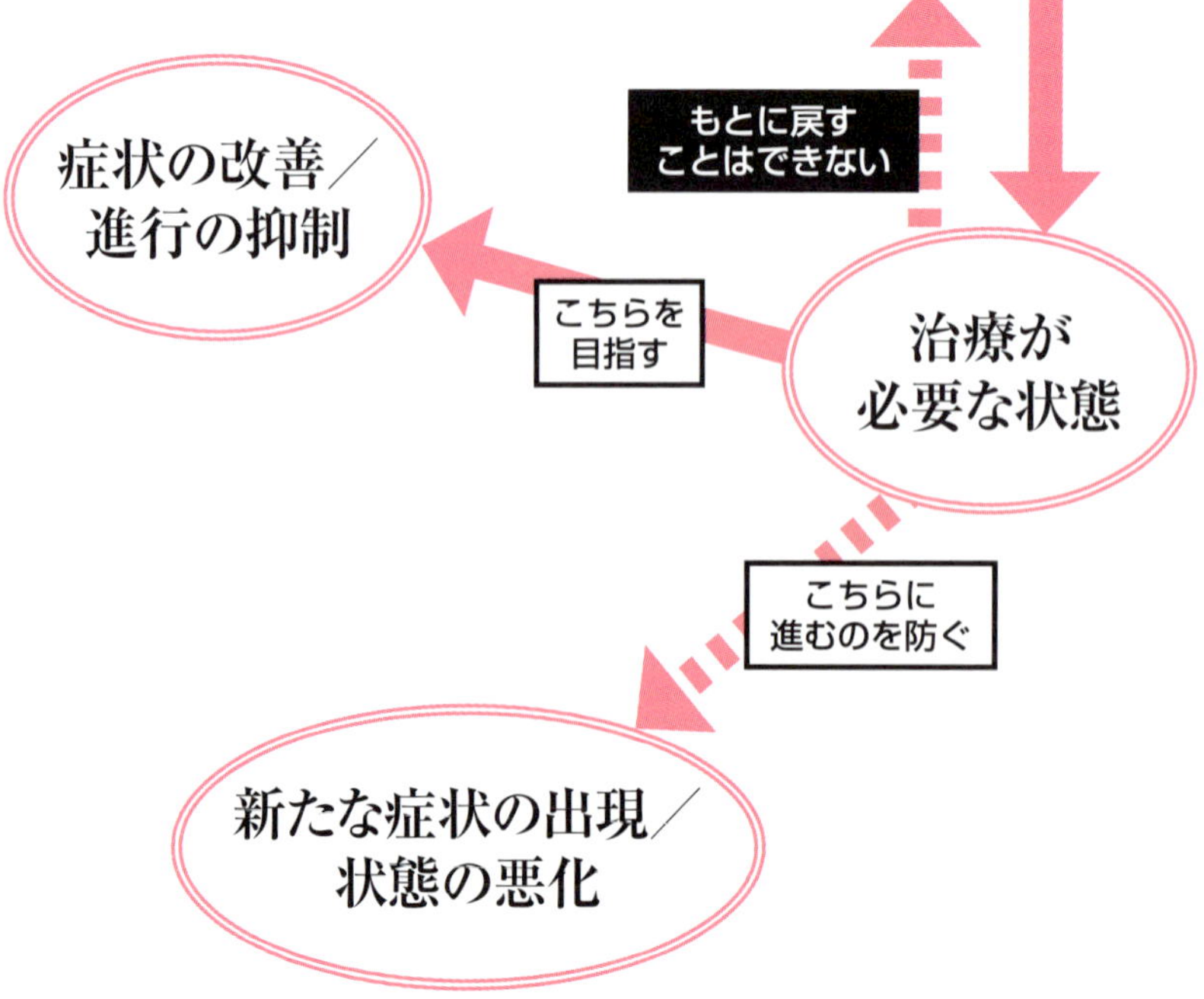
もとの状態
もとに戻すことはできない
治療が必要な状態
こちらを目指す
症状の改善／進行の抑制
こちらに進むのを防ぐ
新たな症状の出現／状態の悪化

目標を見定めよう

レビー小体型認知症は、多彩な症状を示すゆえに、生活上、起きてくる問題もさまざま。その問題を一つひとつ解決したり、防いだりしていくことが治療の目標になります。

困っている症状を改善する

症状の出方、強さには個人差があります。症状が重なっている場合には、いちばん困っている症状はなにかを考え、治療すべき優先順位をつけながら対応していきます。

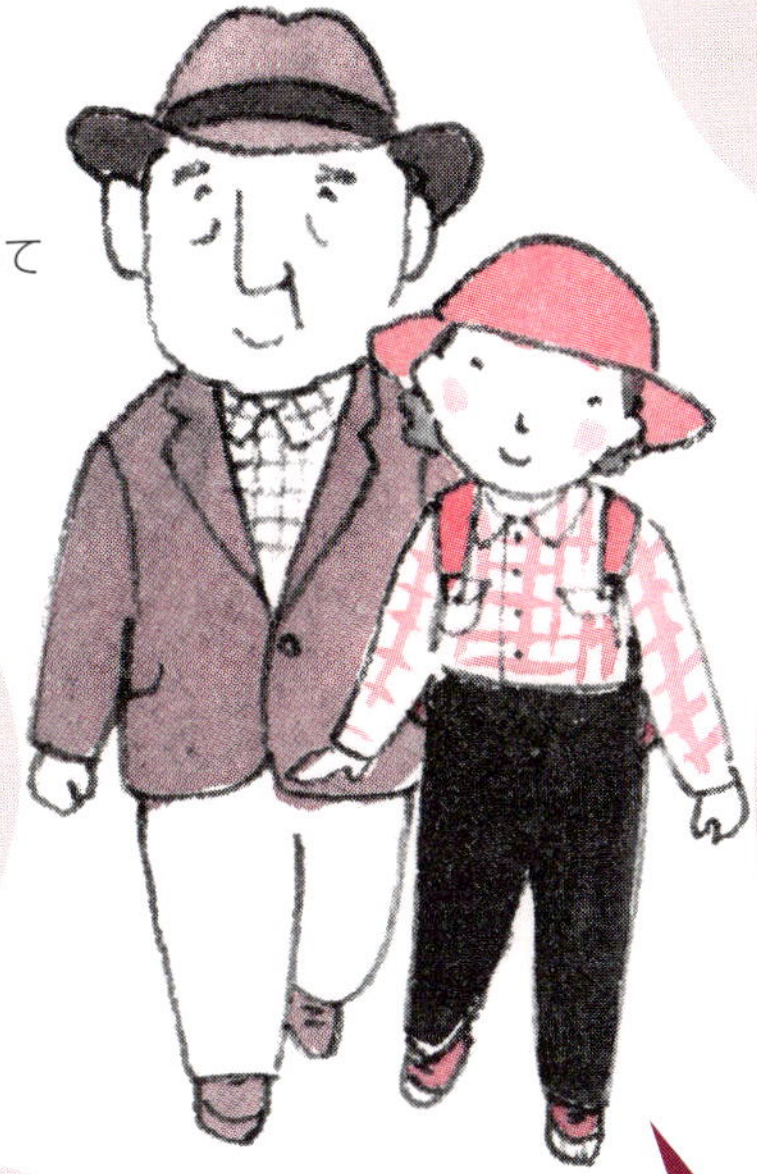

現実的な目標にそって治療を進めていく

認知機能の低下を防ぐ

認知障害の現れ方も、人によって異なります。薬物療法を基本に治療を進めていきます。

転倒を予防する

転んだ衝撃で骨を折ったり、脳に外傷を負ったりすることで、長期間、動けない状態が続くと、寝たきりになってしまうおそれがあります。重いケガをすることはなくても、「また転んだらたいへんだ」と、動こうとしなくなってしまうことも。パーキンソン症状の改善のほか、日常生活面での注意も必要です。

誤嚥性肺炎《ごえんせいはいえん》を予防する

食べものの飲み下し（嚥下《えんげ》）がうまくできなくなったり、せき込む力が低下したりすると、口の中の雑菌が呼吸器に入り、肺炎を起こすことがあります。誤嚥性肺炎といわれ、死に至ることもあるため、その予防が不可欠。パーキンソン症状の改善や、筋肉の衰えを防ぐリハビリテーションが重要です。

寿命への影響は主に間接的なもの

比較的若い年齢で発症する純粋型のレビー小体型認知症は、病状が急速に悪化し、死に至ることもあります。しかし、通常型の場合、レビー小体型認知症そのものが命を奪う原因になったと考えられる例は、それほど多くありません。

目立つのは誤嚥性肺炎によって死亡する例です。肺炎は、高齢者の死因として、80歳代では3位、90歳代では2位を占めるほど危険な病気。とくにレビー小体型認知症では誤嚥性肺炎が起こりやすいので、その予防が重要です。

治療の基本

「薬物療法」と「非薬物療法」の二本柱で対応

医療機関での治療は薬物療法を中心に進められます。ただし、「薬を飲んでいれば万事解決」というものでもありません。薬以外の取り組みも必要です。

「薬だけ」では対応できない

レビー小体型認知症の治療に、薬物療法は大きな効果を発揮します。しかし、それだけでは十分とはいえません。薬以外の方法で支えていくことも大切です。

薬物療法

- 認知障害に対する薬
- 幻覚や妄想などの精神症状に対する薬
- パーキンソン症状に対する薬

うつ状態やレム睡眠行動障害、自律神経症状が強い場合などは、それぞれに見合った薬が処方されることもある

非薬物療法

- 幻視や妄想の訴えへの対応
- 散歩や体操などで運動機能の低下を予防
- 不快な症状をやわらげるための生活面での注意

身近な人が生活のなかで対応のしかたを学んでいくことが必要。訪問リハビリテーションなど、社会資源の活用も考える（→5章）

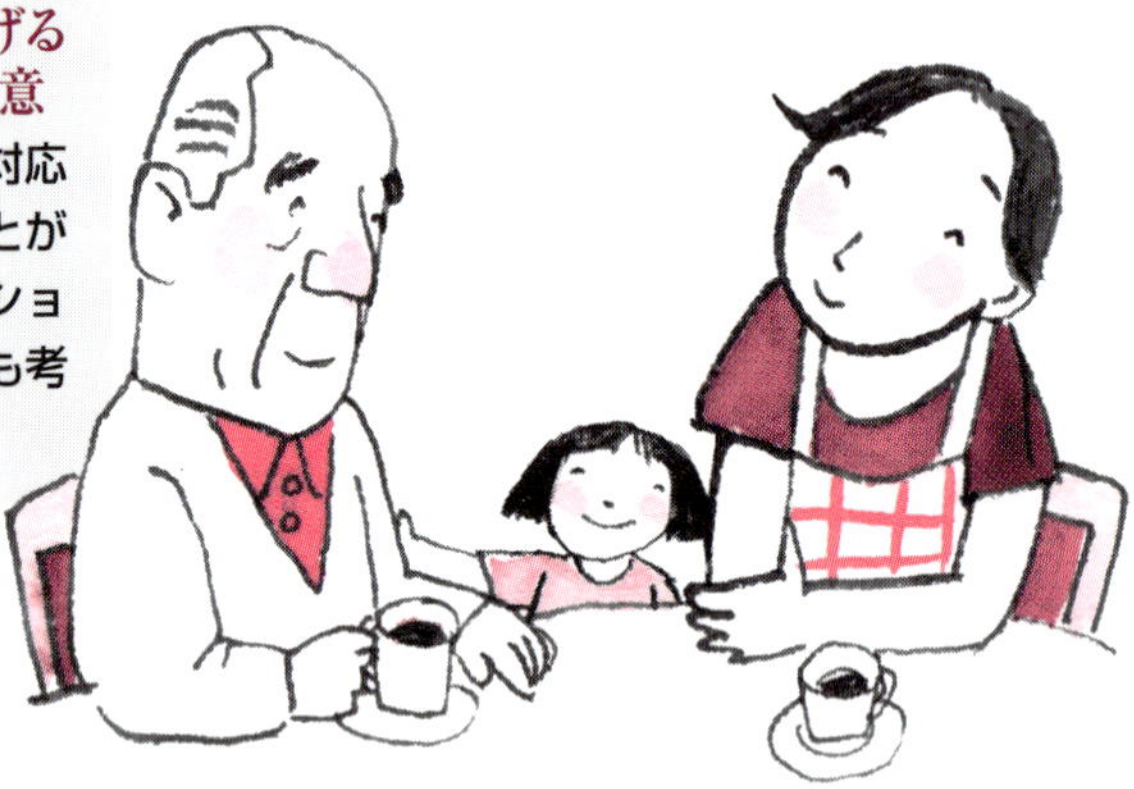

適切な対応法を続けていくことで、穏やかに過ごせるようになることが多い

薬だけですべてに対応することはできない

レビー小体型認知症の治療は薬物療法を中心に進めていきますが、このとき問題になるのが薬に対する過敏性の問題です（↓30ページ）。一般に、レビー小体型認知症の患者さんは、薬の効果が得られる範囲が狭く、適量を用いれば治療効果の高い薬でも、量が多すぎれば副作用のほうが大きく出てしまいます。

薬の種類が増えれば、それだけ過敏性の問題が出やすくなります。一つひとつの症状に薬を使っていると、かえって状態が悪化してしまうおそれが強いため、日常生活での対応を含めた非薬物療法が重要な意味をもちます。

薬物療法は慎重に進める

どんな薬でも、血液中に薬の成分が溶け込むことで効果を発揮します。血液中の薬の濃度が低すぎれば効果はなく、高すぎれば望ましくない副作用が勝ってしまいます。

レビー小体型認知症に用いられる薬の多くは、神経伝達物質の量を調整する作用をもっている。多種多様な神経伝達物質のうち、なにをどれだけ増やしたり、減らしたりするのか、微妙なさじ加減が求められる

▼適量でなければ薬の効果は得られない

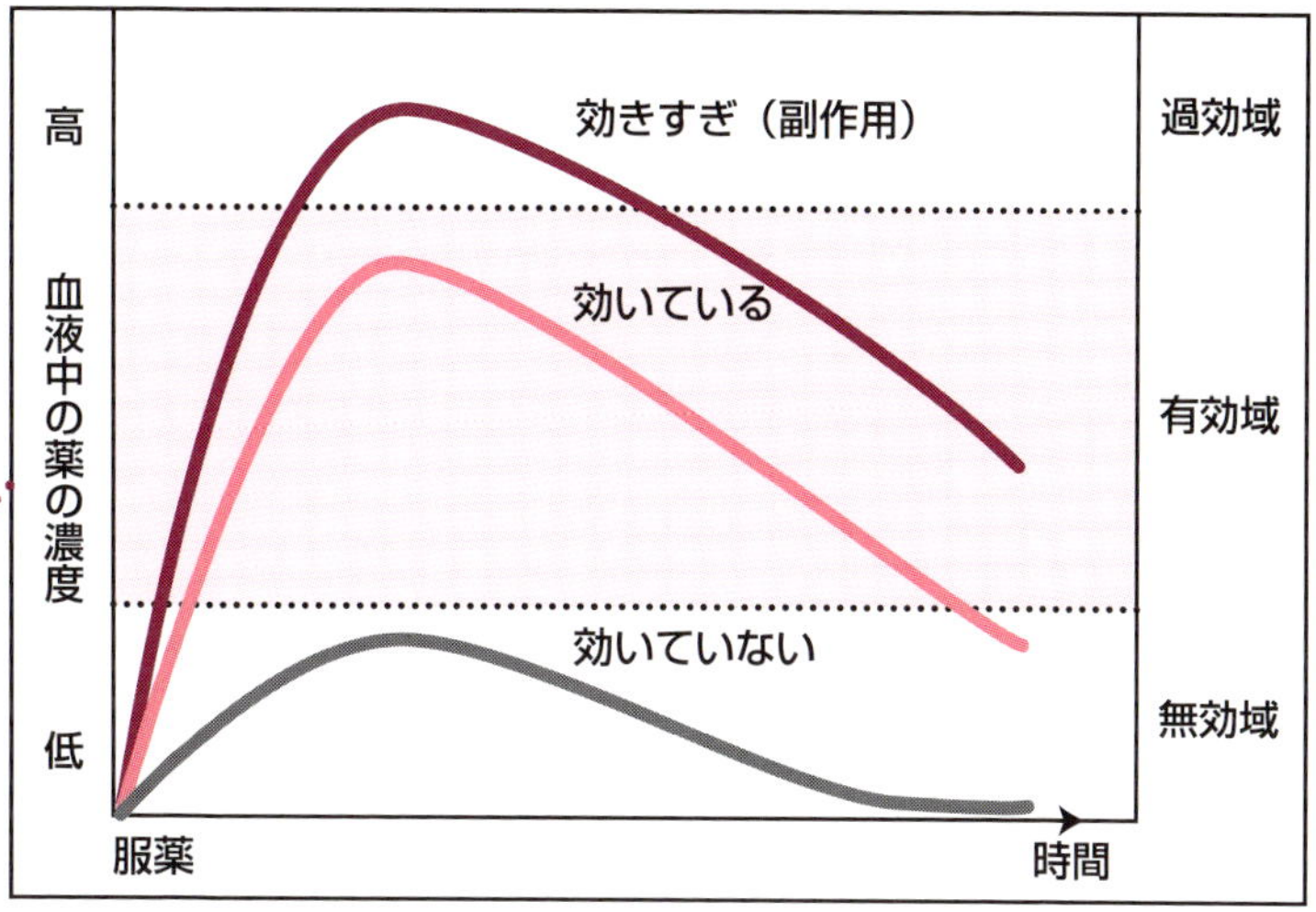

高
血液中の薬の濃度
低
効きすぎ（副作用）
効いている
効いていない
過効域
有効域
無効域
服薬
時間

▼レビー小体型認知症の高齢者に起こりやすいパターン

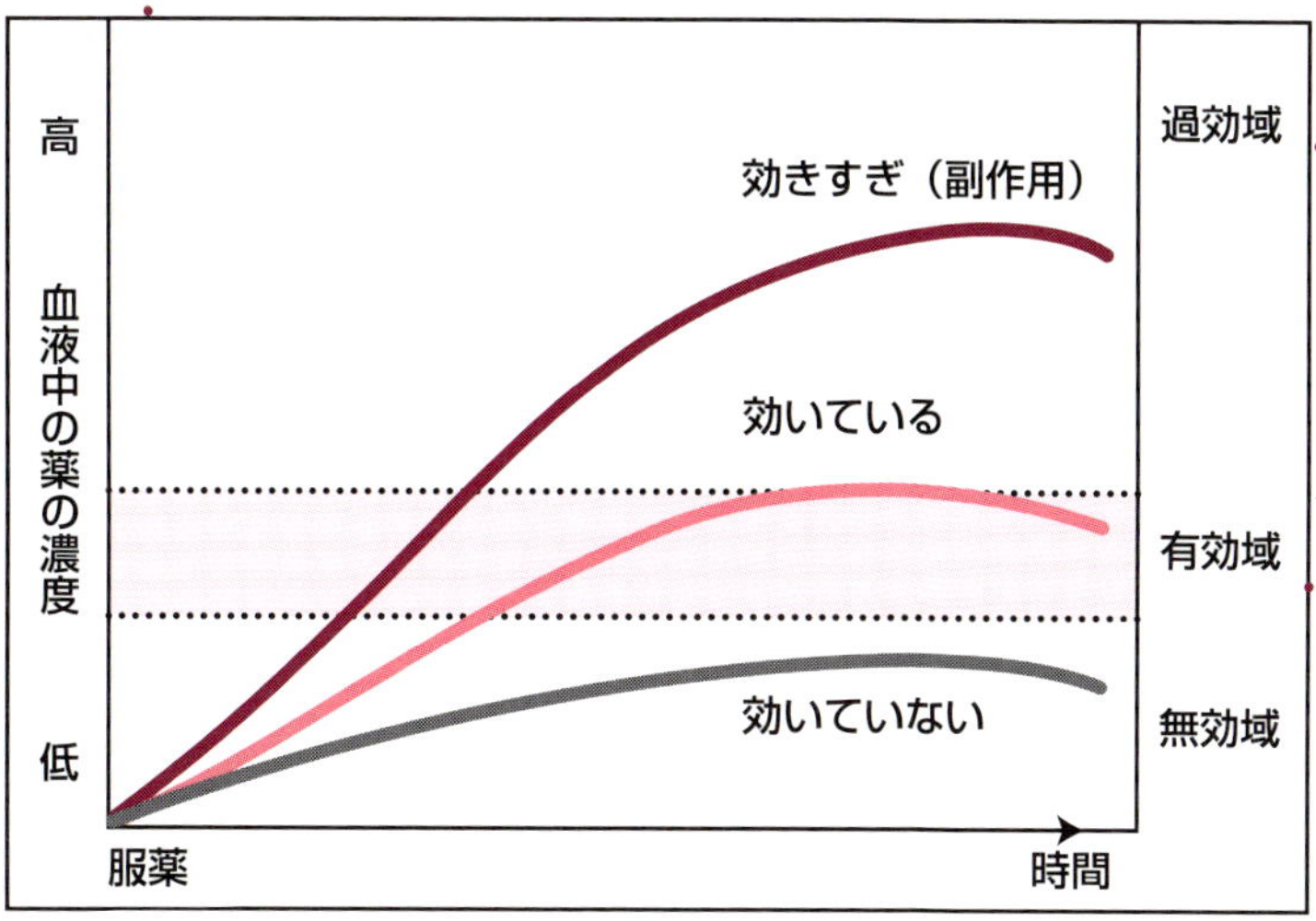

高
血液中の薬の濃度
低
効きすぎ（副作用）
効いている
効いていない
過効域
有効域
無効域
服薬
時間

高齢者は一般に、薬への反応が鈍い一方で排泄される時間が遅くなり、体内に薬の成分が蓄積しやすくなる

レビー小体型認知症は過効域が広く、薬で得られる効果よりも服薬による悪い影響のほうが問題になりやすい

第一選択薬はコリンエステラーゼ阻害薬

レビー小体型認知症の治療薬として、初めに選ばれるのは「コリンエステラーゼ阻害薬」。認知症治療薬として知られていますが、認知障害以外の症状にも効果を発揮します。

アセチルコリンが減っている

認知機能に大きくかかわるのが、アセチルコリンという神経伝達物質です。アルツハイマー型認知症ではアセチルコリンの減少が認められますが、じつはそれ以上に、レビー小体型認知症の脳内でも減少していることがわかっています。

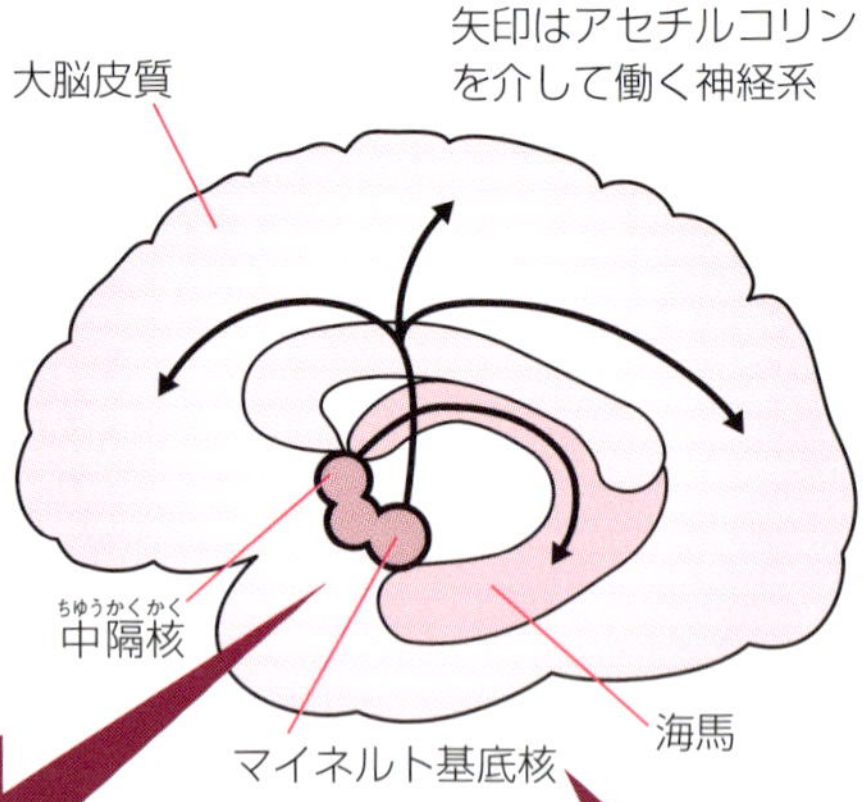
大脳皮質
矢印はアセチルコリンを介して働く神経系
中隔核《ちゅうかくかく》
海馬
マイネルト基底核

認知機能に深くかかわる神経伝達物質

大脳の深いところにあるマイネルト基底核や中隔核から、大脳皮質、海馬など、認知機能に大きくかかわる部位に広がる神経細胞は、アセチルコリンを介して情報をやりとりしている

マイネルト基底核《きていかく》の障害が大きい

レビー小体型認知症では、アルツハイマー型認知症以上にマイネルト基底核の神経細胞が障害されやすく脳内のアセチルコリンが減る

▼アセチルコリンの合成酵素濃度の比較

アセチルコリンを合成する酵素として働くコリンアセチルトランスフェラーゼ（ChAT）が、レビー小体型認知症では、アルツハイマー型認知症以上に減っている

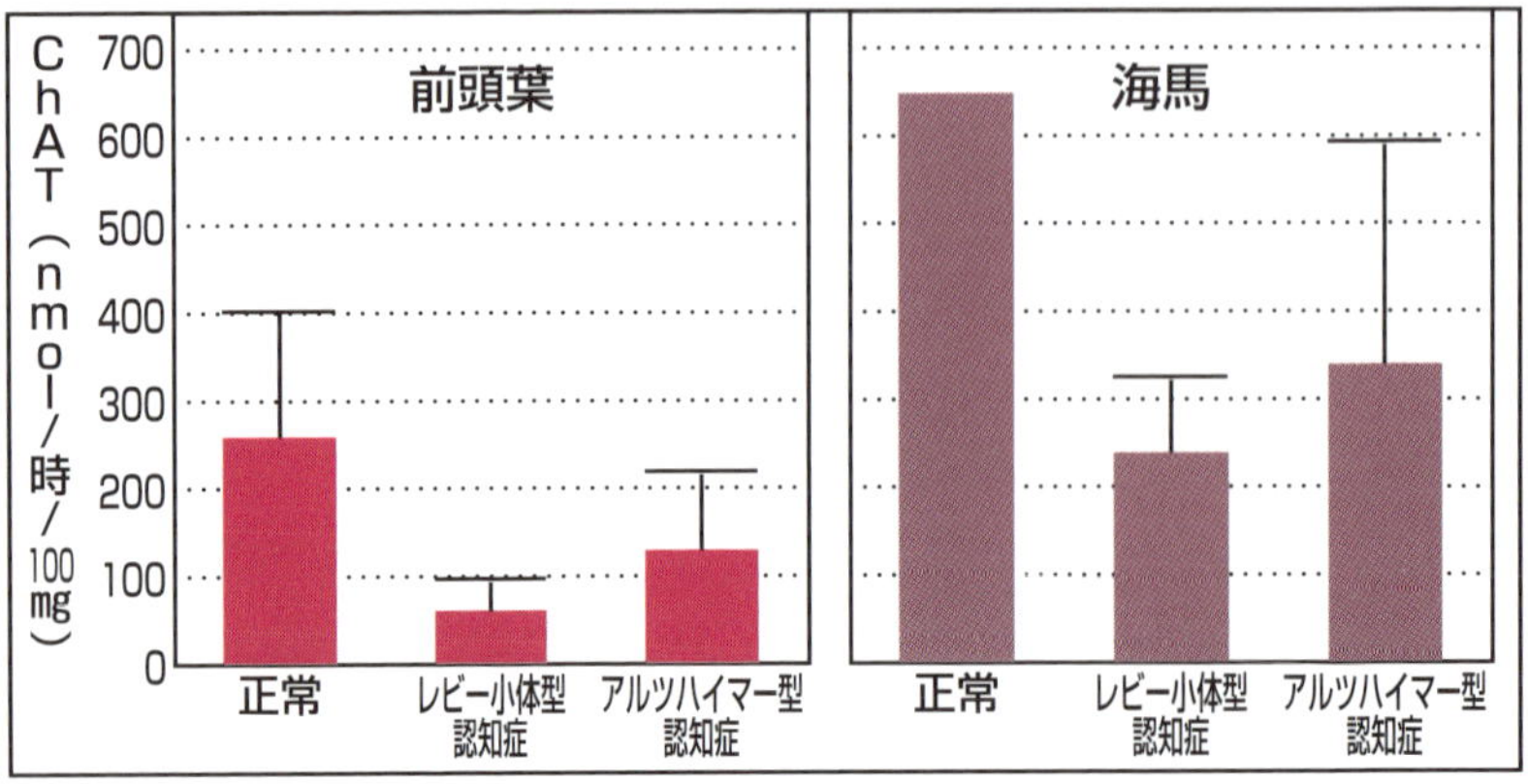
ChAT（nmol/時/100mg）
700
600
500
400
300
200
100
0
前頭葉
海馬
正常
レビー小体型認知症
アルツハイマー型認知症
正常
レビー小体型認知症
アルツハイマー型認知症

（Tiraboschi P, et al: Cholinergic dysfunction in diseases with Lewy bodies. Neurology 54: 407-411, 2000）

コリンエステラーゼ阻害薬の効果

レビー小体型認知症では、アセチルコリンの量自体が減るうえ、もともと少ないアセチルコリンを分解してしまう酵素が働くことで、アセチルコリンの量はどんどん減っていきます。これを防ぐのがコリンエステラーゼ阻害薬です。

アセチルコリンの分解を防ぐ

コリンエステラーゼはアセチルコリンを分解する酵素。その働きを妨げることで、アセチルコリンの減少を防ぎます。

認知障害以外の症状にも効く

アセチルコリンは末梢神経の働きにも深くかかわっているため、多くの症状を改善させる効果が期待できます。

認知障害の進行抑制

アセチルコリンの量を増やすことで、神経細胞の働きを維持。ひいては認知機能の低下を防ぎます。

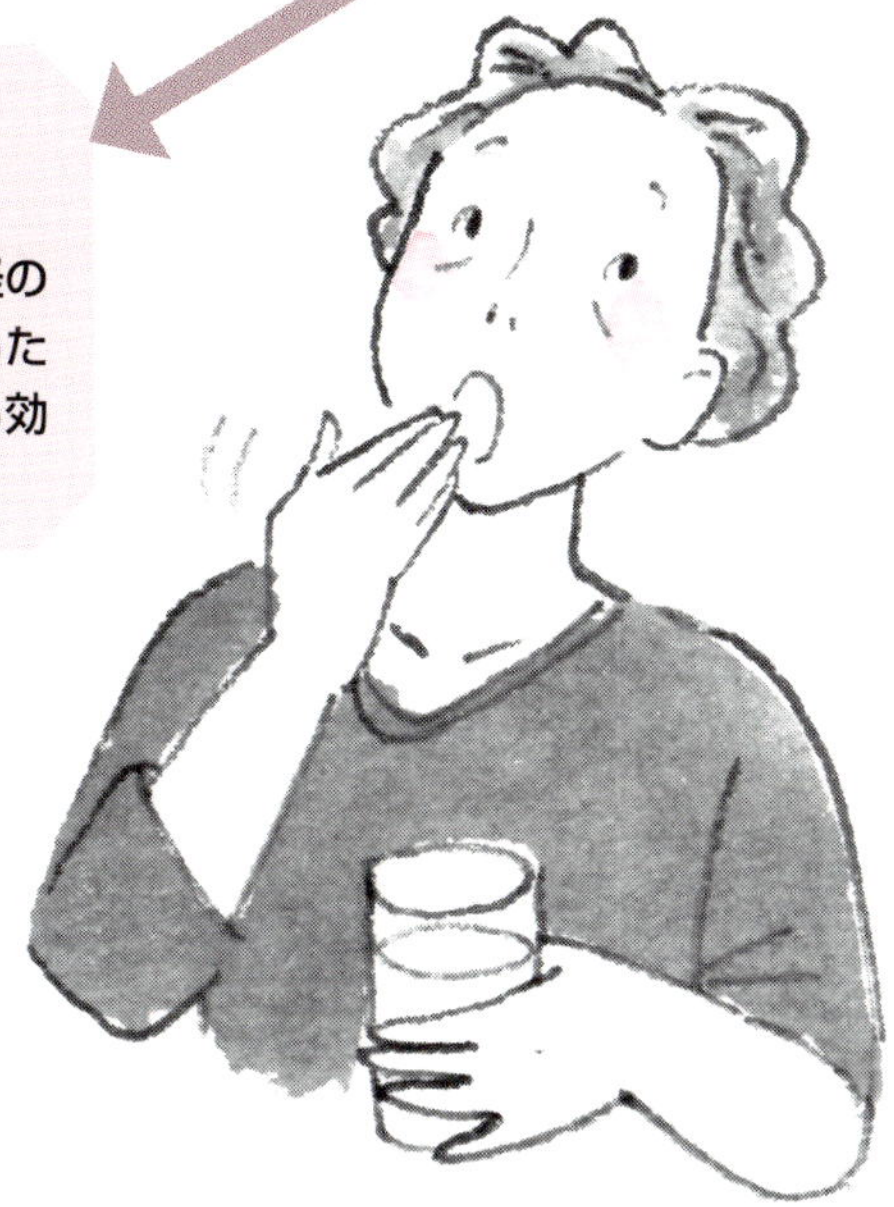

コリンエステラーゼ阻害薬にはさまざまな種類がある（→66ページ）

アルツハイマー型以上に効果が出やすい

レビー小体型認知症の薬物療法を進める際、ファースト・チョイス（第一選択）は、アルツハイマー型認知症の治療薬として使われている「コリンエステラーゼ阻害薬」とされています。

レビー小体型認知症では、アルツハイマー型認知症以上にアセチルコリンが減少しています。それだけに、アセチルコリンの減少を防ぐことができれば、より高い治療効果を実感できる可能性もあるわけです。

十分な説明を受けて納得のうえで服用開始

ただし、数種類のコリンエステラーゼ阻害薬のうち、アリセプト以外の薬は、あくまでもアルツハイマー型認知症の治療薬とされています。治療に用いる際には、専門医が「必要」と判断するだけでなく、患者さん自身が納得していることが必要です。

薬物療法の基本②

認知症治療薬には、さまざまな種類がある

コリンエステラーゼ阻害薬には、日本で開発されたアリセプトのほか、数種類の薬があります。また、ほかの薬とは違った働き方をする認知症治療薬も登場しています。

認知症治療薬のタイプは2つ

レビー小体型認知症の第一選択薬として用いられるコリンエステラーゼ阻害薬のほか、神経細胞の保護に働くNMDA受容体拮抗薬《じゅようたいきっこうやく》という薬もあります。

コリンエステラーゼ阻害薬

アセチルコリンの分解を防ぐ薬。現在、3種類の薬が使用できますが、それぞれの薬の併用はできません。

一般名	商品名	特徴
ドネペジル	アリセプト	長らく日本で使える唯一の認知症治療薬だった。服用は1日1回。2011年以降は同じ成分でより安価なジェネリック医薬品が多数発売されている
ガランタミン	レミニール	作用時間が比較的短く1日2回服用
リバスチグミン	イクセロン、リバスタッチ	貼り薬。500円玉大ほどのシール状の薬剤を背中や腕になどに貼りつけて使う。1日1回、貼りかえる

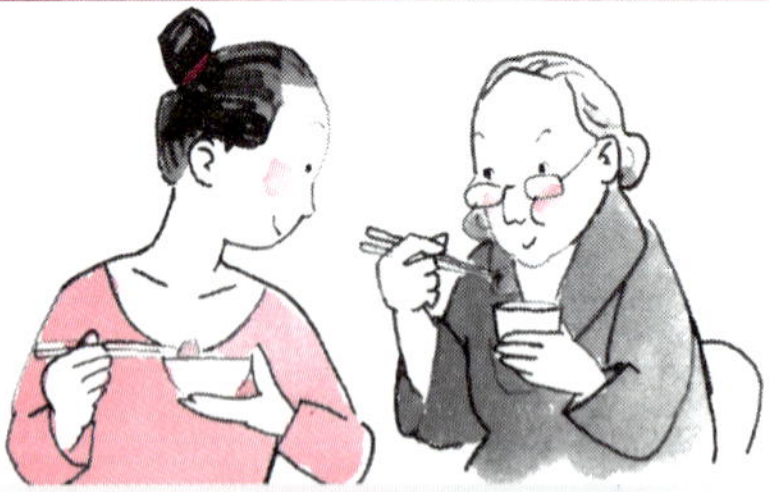

認知機能検査の点数アップにはつながらなくても、「いきいきしてきた」「ぼーっとしている時間が減った」など、身近な人が受ける印象は変わることもある

働き方が違うので併用可能

NMDA受容体拮抗薬

NMDA受容体は、神経伝達物質のグルタミン酸の受け皿。グルタミン酸を受け取った神経細胞内にはカルシウムイオンが流れ込み、記憶・学習などの働きに役立てられます。ところが、流入するカルシウムイオンの量が増えすぎると、神経細胞の障害が進んでしまいます。

NMDA受容体拮抗薬は、NMDA受容体をふさぎ、余分なグルタミン酸を受け取れないようにすることで、神経細胞の障害を防ぐ薬です。

一般名	商品名	特徴
メマンチン	メマリー	コリンエステラーゼ阻害薬と併用することで、病状の進行をさらに遅らせることができるといわれている

コリンエステラーゼ阻害薬の働き方

神経細胞から神経細胞へと受け渡されるアセチルコリン。余分なアセチルコリンを分解する酵素がコリンエステラーゼです。アセチルコリンが十分に放出されていれば、「お掃除役」として必要ですが、放出量が少ない状態では情報伝達に必要なアセチルコリンまで分解されてしまい、機能低下をもたらします。

レビー小体型認知症で起きていること

もともと少なくなっているアセチルコリンが、コリンエステラーゼによって分解されてさらに減ってしまうため、神経細胞間の情報伝達がスムーズにいかなくなります。

服薬による変化

アセチルコリンが分解されにくくなるため、神経細胞間でやりとりされるアセチルコリンの量を保つことができます。

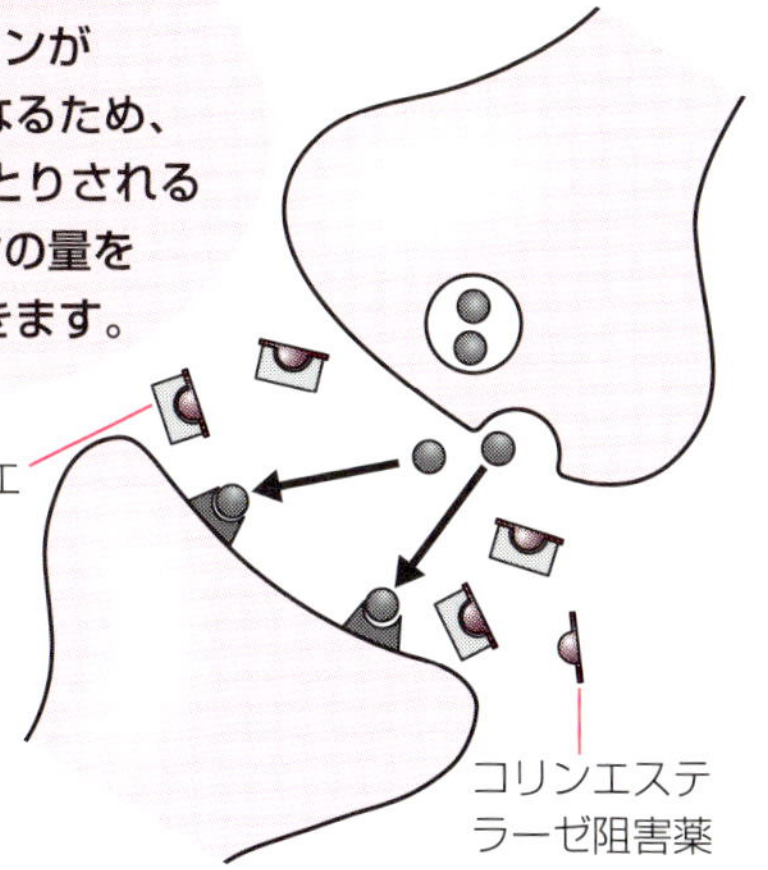

薬の成分がコリンエステラーゼと結合
アセチルコリンが伝わりやすくなる
コリンエステラーゼ阻害薬

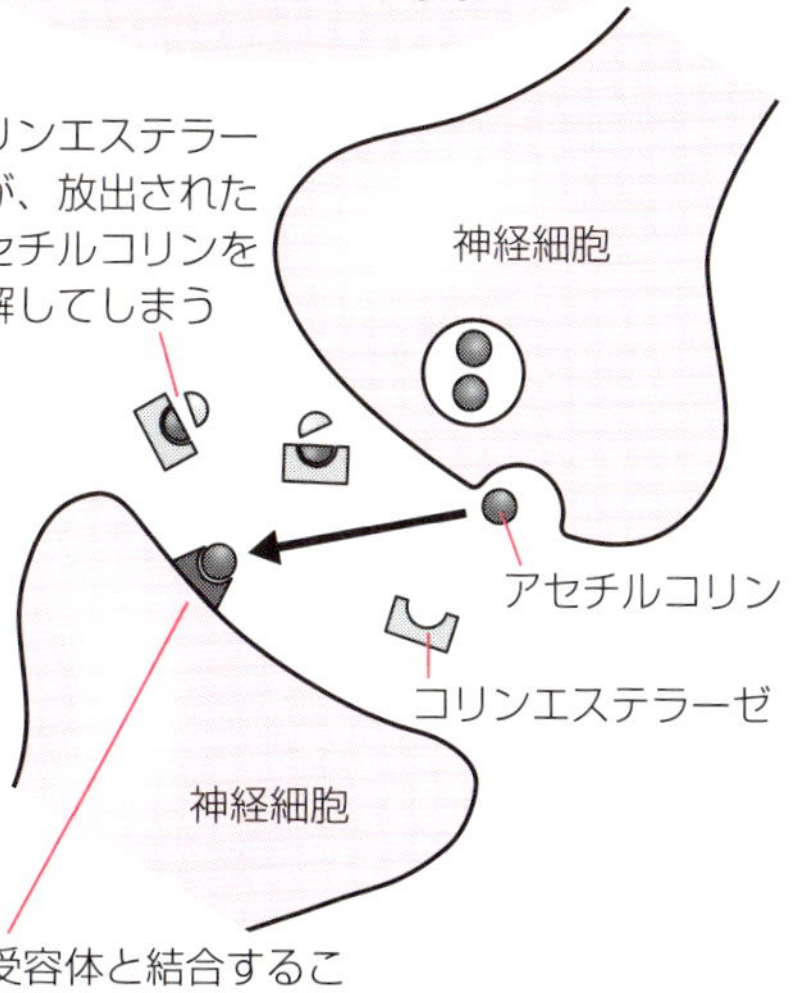

コリンエステラーゼが、放出されたアセチルコリンを分解してしまう
神経細胞
アセチルコリン
コリンエステラーゼ
神経細胞
受容体と結合することで情報が伝わる

認知機能の低下が進む前でも使う

レビー小体型認知症では、認知機能の低下が目立たない場合でもコリンエステラーゼ阻害薬を使います。アセチルコリンは認知障害以外の症状改善にも働くからです。

アリセプトについては小阪を中心に臨床試験がおこなわれ、二〇一四年九月にレビー小体型認知症の治療薬として世界で初めて公認されました。「日本で発見された病気を日本で開発された薬で治療する」という小阪らの考えが実現され、現在はアリセプトが公的に使用されています。

薬の量は調整が必要

ただし、用量には十分な注意が必要です。過敏性が高い分、ごくわずかな量でも、高い効果を得られる可能性もあります。

しかし、効果の出方には個人差があります。副作用の心配なく十分な効果を得るために、様子をみながら調整していきます。

効きめが薄いときには次のステップへ

コリンエステラーゼ阻害薬だけでは十分な効果を実感できない場合には、漢方薬の抑肝散《よくかんさん》を試してみるとよいでしょう。幻視・妄想などの精神症状に対する効果が期待できます。

副作用の少ない「抑肝散」を使うことも

第一選択薬のコリンエステラーゼ阻害薬は、レビー小体型認知症の多くの症状に効果を発揮することが期待できます。しかし、なかには副作用が強く現れて十分な量を使用できなかったり、十分な量を使用しても、幻視や妄想などの精神症状がなかなかおさまらなかったりする人もいます。

そのような場合にすすめられる薬剤として、漢方薬の抑肝散があります。それでも効果が薄いようなら、ごく少量の非定型抗精神病薬を用いる方法もあります。

医師と相談しながら、それぞれの患者さんに合った処方をみつけてもらいましょう。

処方の見直しが必要なサイン

レビー小体型認知症に対するコリンエステラーゼ阻害薬の効果は高いとはいえ、人によっては副作用が強く現れることもあります。

イライラ・興奮
落ち着かなくなったり、怒りっぽくなったりすることがある

消化器症状
嘔吐《おうと》、下痢、便秘などが出やすい

パーキンソン症状
アセチルコリンが増えると、運動機能に深くかかわるドパミンの量が相対的に減り、パーキンソン症状を悪化させることがまれにある（→72ページ）

量が多すぎないか？
薬に対する過敏性が高いので、少量から始めて様子をみながら増やしていくのが基本。適量は人によって異なりますが、一般にアルツハイマー型認知症と同じです。

診断自体が違う？
レビー小体型認知症という診断自体に誤りはないでしょうか？　その見直しが必要なこともあります。

「次の手」を試してみる

コリンエステラーゼ阻害薬による治療が功を奏さないようなら、別の薬を加えたり、切り替えたりします。

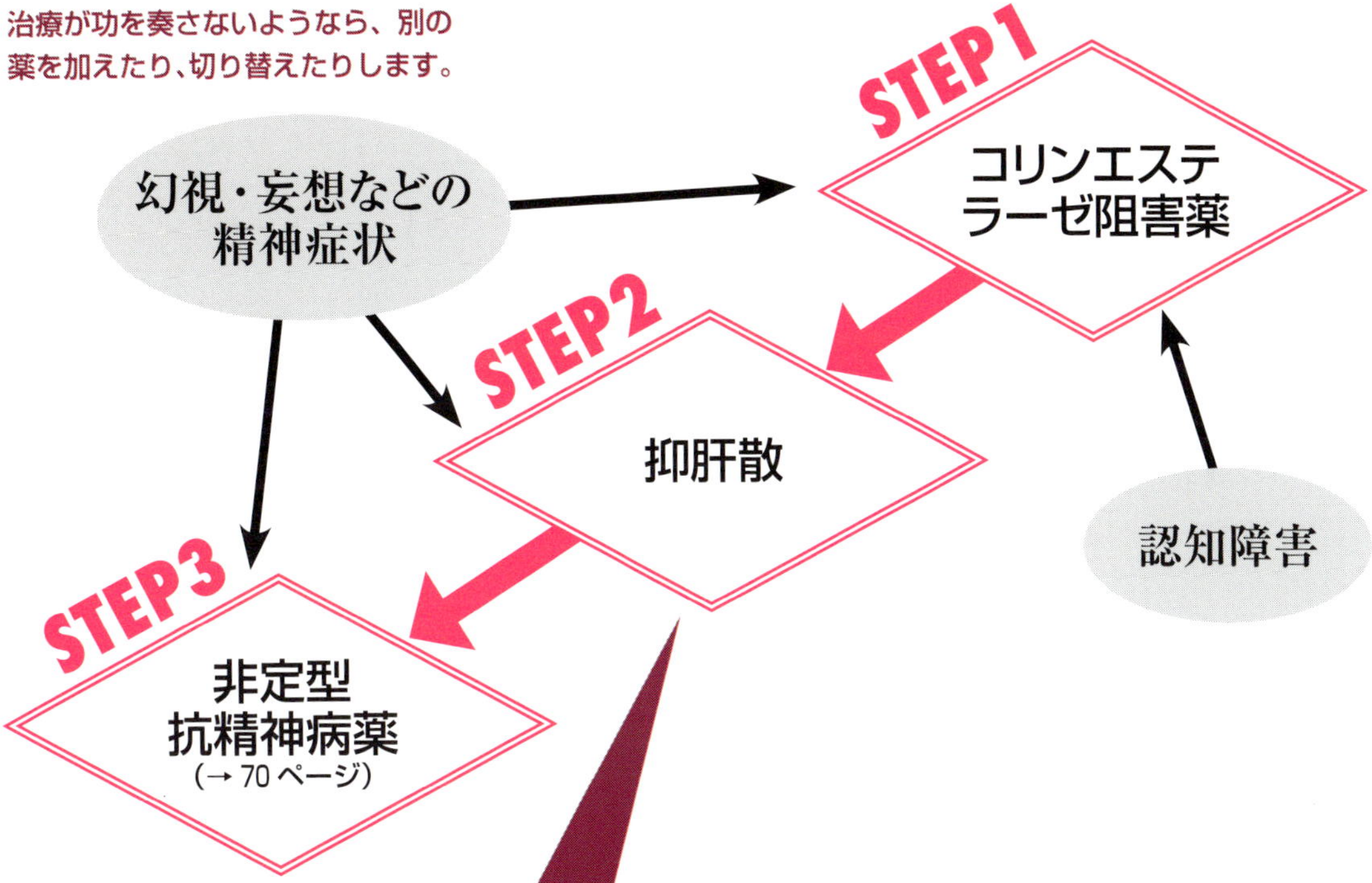
幻視・妄想などの精神症状
STEP1
コリンエステラーゼ阻害薬
STEP2
抑肝散
認知障害
STEP3
非定型抗精神病薬
(→ 70 ページ)

副作用が少なく効果も高い

近年、レビー小体型認知症に広く用いられるようになっている漢方薬です。神経細胞を興奮させるグルタミン酸の働きを抑える効果などがあるのではないかと考えられています。

粉薬を1日3回服用するのが基本です。量が多く飲みにくいこと以外には、これといった難点もないので、試してみる価値はあります。

▼抑肝散による精神症状の変化

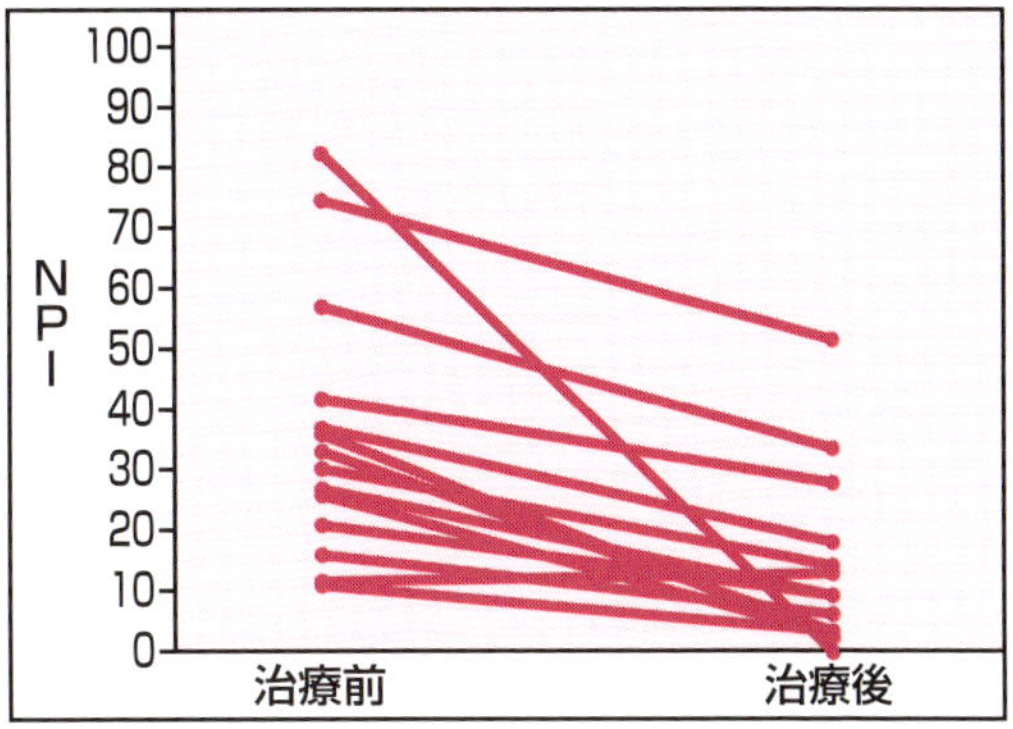
NPI
100
90
80
70
60
50
40
30
20
10
0
治療前
治療後

NPI：妄想、幻覚、興奮、抑うつ状態、不安などの精神症状の評価尺度。点数が高いほど、症状は強い
(Iwasaki K, et al: J Clin Psychiatry 66: 1612-1613, 2005)

幻覚・妄想－抗精神病薬の使用は慎重に

薬に対する過敏性がもっとも出やすいのが抗精神病薬。主に神経伝達物質のドパミンの量の調整に働く薬です。ほかの薬の効果が弱いときのみ、ごく少量を用いることがあります。

過敏性の問題が出やすい

ドパミンは、少なすぎれば運動機能の障害をもたらします。一方で、ドパミンが働きすぎると、幻覚や妄想、興奮などの精神症状を引き起こすことがあります。そこで、ほかの薬では効果が薄い場合には、家族や本人の同意を得たうえで、抗精神病薬が用いられることもあります。

ただし、レビー小体型認知症の場合、一般にドパミンの量は減少していることが多く、抗精神病薬によってドパミンの働きを抑えることは、必ずしも症状の改善に結びつかないこともあります。過敏性の問題が出やすい薬なので、慎重に使用する必要があります。

抗精神病薬のタイプ

抗精神病薬は、その作用のしかたによって2つに大別されます。レビー小体型認知症に用いられることがあるのは、非定型抗精神病薬です。

定型抗精神病薬

放出されたドパミンを受け取る受容体を薬の成分がふさぎ、ドパミンの刺激が伝わらないようにするタイプ。ドパミンの働きを妨げる働きが強い分、副作用が出やすく、レビー小体型認知症には用いないのが原則です。

●主な商品名　コントミン／セレネース／ドグマチール など

非定型抗精神病薬

ドパミンの働きをほどほどに調整したり、ほかの神経伝達物質とのバランスを改善したりするタイプ。定型抗精神病薬にくらべて錐《すい》体《たい》外《がい》路《ろ》症状《しょうじょう》（左記参照）が出にくいとされますが、レビー小体型認知症の場合、薬への過敏性が高いため、まったく問題なく使えるわけではありません。

●主な商品名　セロクエル／ジプレキサ／リスパダール／ルーラン など

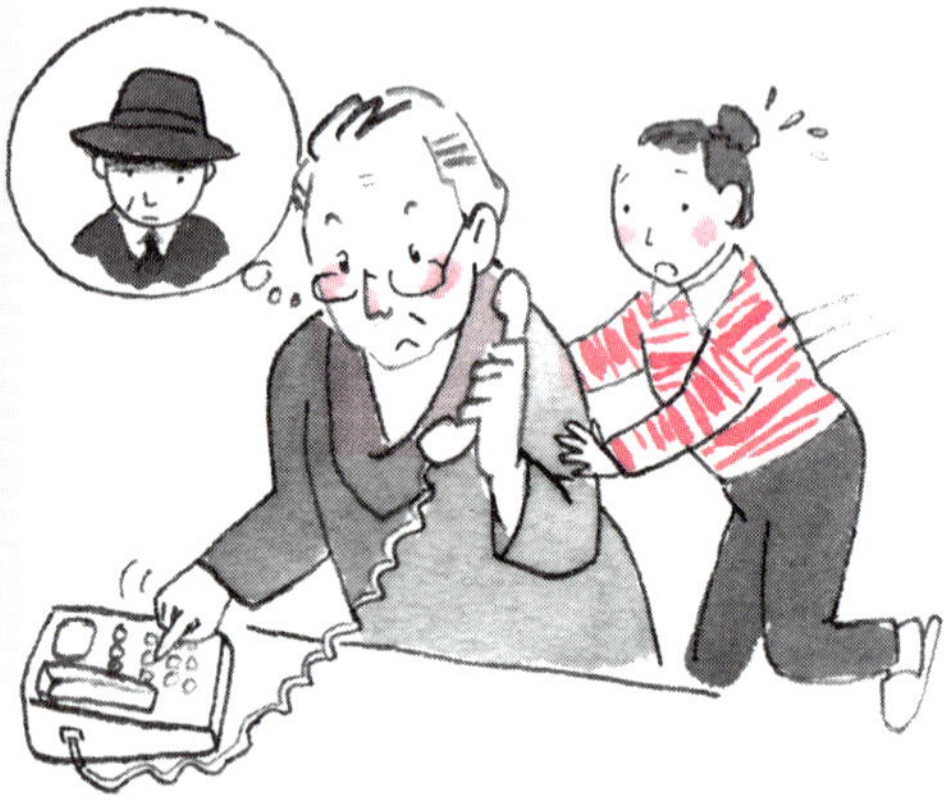

妄想には生活上の対応のしかたも重要（→5章）

服薬後の変化に注意

服薬開始後に、気になる症状が現れはじめた場合には、早めに医師に相談を。薬の種類や量を変えたり、場合によってはやめたりするほうがよいこともありますが、自己判断は危険です。

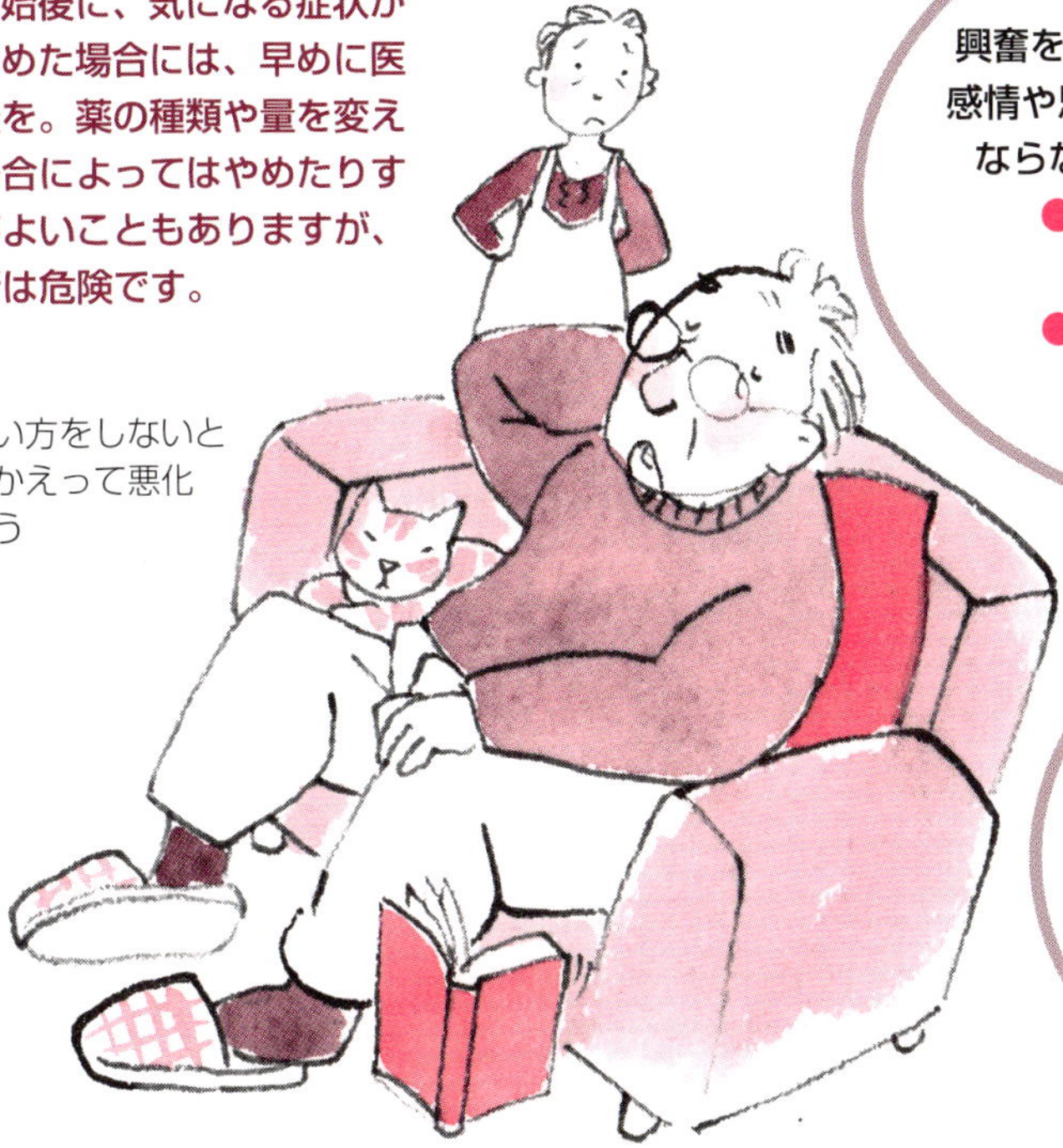

適切な使い方をしないと服薬後、かえって悪化してしまう

過鎮静《かちんせい》

興奮を抑える作用が強く出すぎると、感情や思考、動作などが思いどおりにならない状態になってしまいます。

●ぼーっとした状態が続く
●表情が乏しい
●一日中、寝てばかりいる
●口数が減って、会話が成り立たない

運動機能への悪影響

黒質や線条体など、運動機能に大きく影響する神経系の働きを阻害してしまうことで、運動面での問題が出やすくなります。これを錐体外路症状といいます。

現れ方は2つ

勝手に体が動いてしまう場合と、動かせなくなってしまう場合がありますが、運動機能がコントロールしにくくなるという点は同じです。

パーキンソン症状の出現や悪化

●歩行が小股になり速く歩けない
●筋肉がこわばって動作が遅くなる
●声が小さく呂律《ろれつ》がまわりにくくなる

不随意運動

自分では動かそうと思っていないのに、体が動いてしまうこと。現れ方はいくつかパターンがある

●手足が落ち着かず、動いてしまう（アカシジア）
●体がくねくねと動いてしまったり、口をもぐもぐさせてしまう（ジスキネジア）
●体や首が引きつり、姿勢が傾いてしまう（ジストニア）

各症状の治療薬②

パーキンソン症状ー抗パーキンソン病薬は種類が豊富

パーキンソン症状の出現にも、神経伝達物質のドパミンがかかわっています。減少しているドパミンの働きを強める薬を用いるのが基本ですが、ほかの薬とのバランスも重要です。

アセチルコリンとの関係

ドパミンとアセチルコリンは拮抗作用があります。つまり、ドパミンの働きが強まると、アセチルコリンの働きは弱まるという関係です。

▼つりあいがとれているのが理想

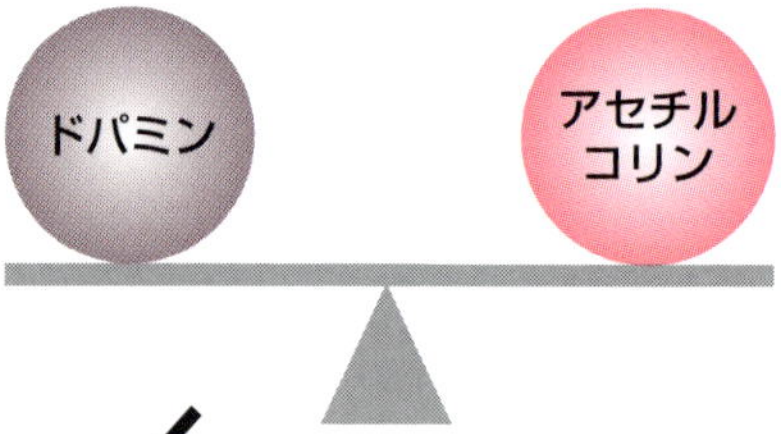

▼ドパミンの働きが弱くなると、運動機能の障害が現れる

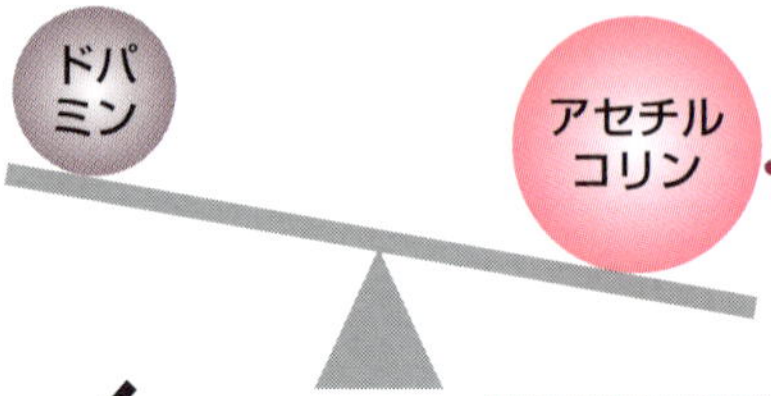

▼ドパミンの働きを強めてバランスをとる

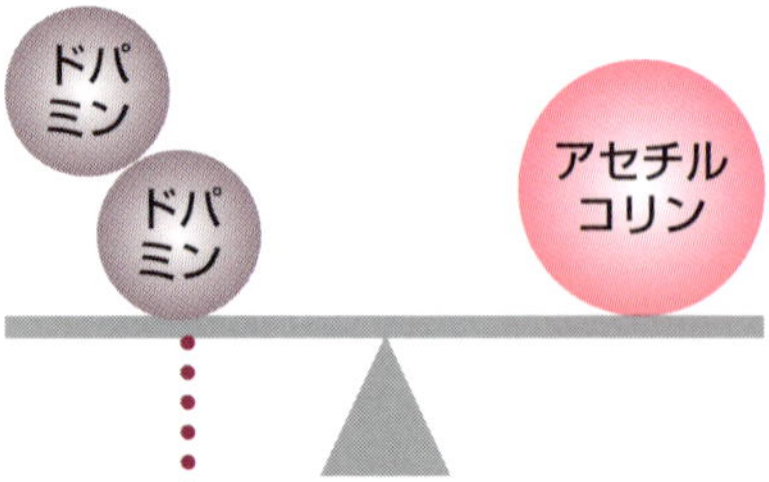

抗コリン薬はレビー小体型認知症には使えない

抗コリン薬は、アセチルコリンの働きを弱めることで、ドパミンの働きを相対的に強める薬。認知機能の低下を進めるおそれがあるので、認知症の人には使いません。

ドパミンの量を増やす薬(レボドパ)を使うのが基本

増やしすぎると……

精神症状を引き起こしたり、認知機能を低下させたりするおそれがある

長期間の使用で起こる問題

長く使っていると薬の作用時間が短くなり、次の服薬まで薬が効いている状態(オン)が続かず、効果が切れた状態(オフ)が現れるようになります。オン・オフが交互に生じ、症状の変動が大きくなることをウェアリングオフといいます。

ドパミンを増やして体の動きを改善する

パーキンソン症状の緩和に用いられるのは、抗精神病薬とは逆に、ドパミンの働きを強める作用をもつ薬で、まとめて抗パーキンソン病薬といわれます。幻視などが生じやすくなるといわれることもありますが、この点は心配することはないでしょう。もともと減っているドパミンの量を補うのが目的であり、精神症状を引き起こすほど増やすわけではないからです。

認知機能への影響は心配ない

アセチルコリンとの関係についても、抗コリン薬以外の抗パーキンソン病薬では、ほとんど問題ありません。アセチルコリンの作用を弱め、認知機能を低下させるほどドパミンの働きが強まるとは考えにくいためです。

長く使い続けると薬の効果が得にくくなるため、複数の薬を組み合わせて使うこともあります。

▼パーキンソン症状に対して用いられる主な薬剤

種類	一般名	主な商品名	特徴	副作用
レボドパ含有薬	レボドパ	メネシット、マドパー、ネオドパストン、ECドパールなど	ドパミンのもととなる前駆物質《ぜんくぶっしつ》。アミノ酸の一種で安全性は高い。もっとも有効性が高い	長期間使用していると、ウェアリングオフやジスキネジアを引き起こすことがある
ドパミン受容体刺激薬	ロピニロール	レキップ	レボドパに比べて運動合併症が少ない	心臓疾患を引き起こす可能性があるほか、突然、眠ってしまう（突発性睡眠）などの問題がある
	プラミペキソール	ビ・シフロール		
	ペルゴリドメシル	ペルマックス		
	ブロモクリプチン	パーロデル		
	カベルゴリン	カバサール		
レボドパ賦活薬《ふかつやく》	ゾニサミド	トレリーフ、エクセグラン	レボドパが効果不十分なときに追加	単独では効き目が強くない
酵素阻害薬	セレギリン	エフピー	レボドパの分解を阻止して効果を高める	精神症状に注意
	エンタカポン	コムタン		単独では効果なし
ノルアドレナリン補充薬	ドロキシドパ	ドプス	すくみ足、低血圧に有効とされる	運動改善効果は比較的弱い
その他	ロチゴチン	ニュープロパッチ	１日１回の貼り薬	かゆみなど
	イストラデフィリン	ノウリアスト	ウェアリングオフを改善	ジスキネジアが出やすい

各症状の治療薬③

うつ状態・睡眠の問題ー抗うつ薬などを追加

レビー小体型認知症に伴ううつ状態は、うつ病と見分けがつきがたいほど深刻な状態であることも。その改善のために、抗うつ薬などを追加して用いることもあります。

うつや不安に対処する

レビー小体型認知症では、気分・感情の面での障害も強く現れます。感情に大きくかかわる神経伝達物質の量を調整する抗うつ薬による治療が必要になることもあります。

▼関係する神経伝達物質

気分・感情にかかわる神経系は、セロトニンやノルアドレナリン、ドパミンなどの神経伝達物質を介して機能しています。抗うつ薬は、これらの神経伝達物質の量を調整するもの。どの神経伝達物質に働きかけるかによって、薬のタイプが分けられます。

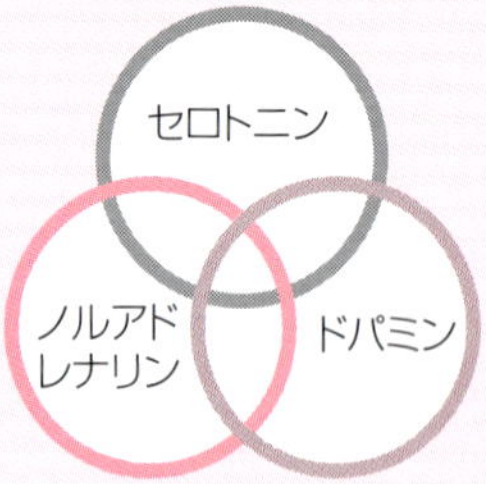

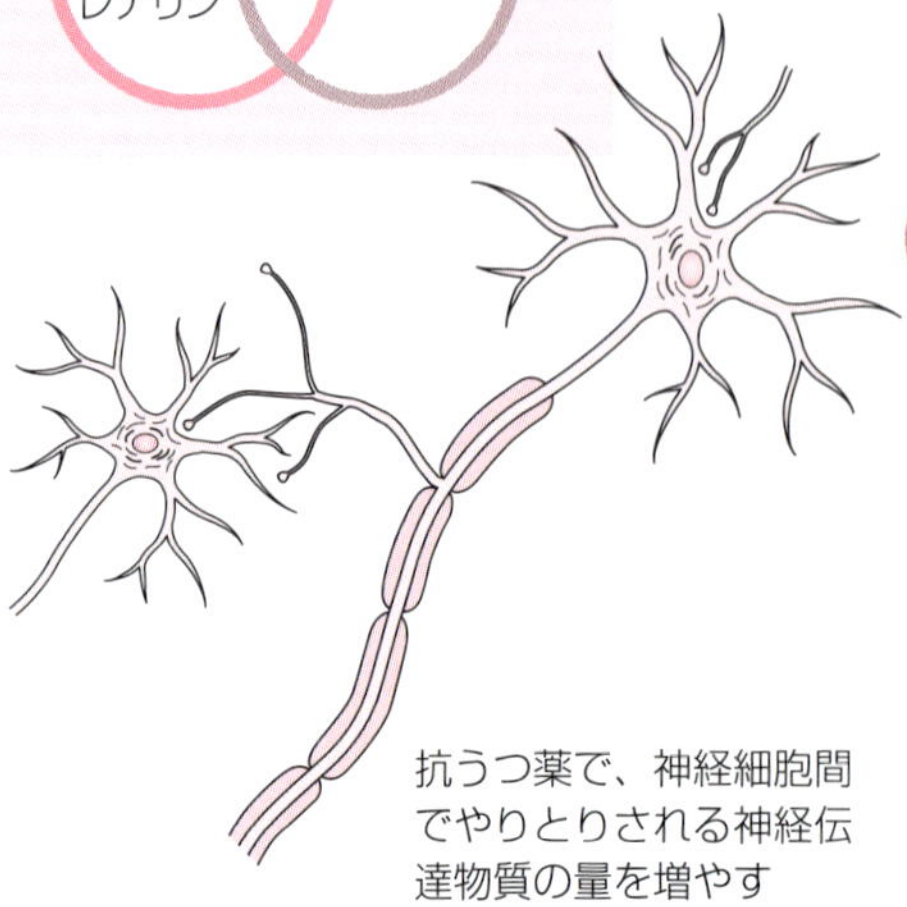

抗うつ薬で、神経細胞間でやりとりされる神経伝達物質の量を増やす

▼レビー小体型認知症によくみられる感情面の問題

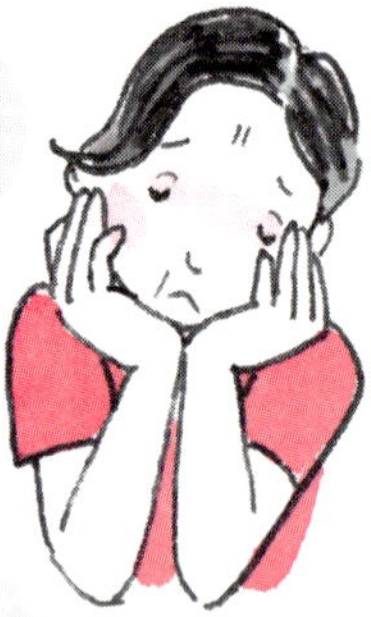

うつ状態
強く、長引く気分の落ち込み

焦燥
あせってイライラする

アパシー
意欲が低下し、無気力になる

不安
漠然とした不安感

▼治療の進め方

コリンエステラーゼ阻害薬、抑肝散

↓ 感情面の問題がコントロールできない

抗うつ薬を追加

↓ 効果より副作用のほうが大きい

非薬物療法を検討
(→76ページ)

レム睡眠行動障害に薬を用いることも

うつ状態がひどくなると、睡眠の質にも影響することが多くなります。睡眠の質の改善は、基本的には、生活リズムを整えるなど、生活の工夫で対処していきます。

しかし、レム睡眠行動障害がひどい場合には、薬で症状の改善をはかることもあります。いっしょに生活する人が疲れきって困っているようなら、医師に相談してみましょう。

▼使われることがある主な薬

- ●クロナゼパム（商品名／リボトリール、ランドセン）
  抗てんかん薬として開発された薬
- ●ラメルテオン（商品名／ロゼレム）
  メラトニン受容体刺激薬。眠りの質を改善させる睡眠導入薬の一種

▼うつ状態などの改善に用いられる主な抗うつ薬

種類	一般名	主な商品名	特徴
SSRI	フルボキサミン	デプロメール、ルボックス	放出されたセロトニンがもとの神経細胞に戻れないようにすることで、神経細胞間のセロトニンの量を増やす
	パロキセチン	パキシル	
	セルトラリン	ジェイゾロフト	
SNRI	ミルナシプラン	トレドミン	セロトニンとノルアドレナリンがもとの神経細胞に戻れないようにする
NaSSA	ミルタザピン	レメロン、リフレックス	ノルアドレナリンの放出を増やす。その刺激でセロトニンの放出も増える
SARI	トラゾドン	デジレル、レスリン	数種類あるセロトニンを受け取る受容体のひとつに働きかける作用もある

「抗うつ薬だけ」では問題が大きい

うつ状態や不安など、感情面での症状は、レビー小体型認知症がもとにある場合、抗うつ薬だけで治療しようとしても、なかなか改善されません。薬の量を増やせば副作用も大きくなり、かえって状態が悪化しがちです。

副作用の出方をみながら調整する

レビー小体型認知症がもとにあるなら、コリンエステラーゼ阻害薬、抑肝散で改善することも多いので、まずはこれらの薬を使って様子をみます。

しかし、それだけでは生活の質を大きく損なうほど深刻な症状がよくならないこともあります。そのような場合には、抗うつ薬を追加することを検討します。

ただし、過敏性の問題には十分に配慮しなければなりません。副作用の出方をみながら、種類、量を調整してもらいましょう。

その他の治療法

脳に刺激を与える治療法の試みも

薬ではコントロールできない症状がある場合には、電流刺激などによって脳の機能改善をはかる方法もあります。生活に大きな問題が生じているようなら検討してみましょう。

精神症状を改善する方法

抗うつ薬や抗精神病薬などを追加しても改善がみられない、あるいは副作用が強く出すぎる場合には、修正型電気けいれん療法などが効果を発揮することがあります。

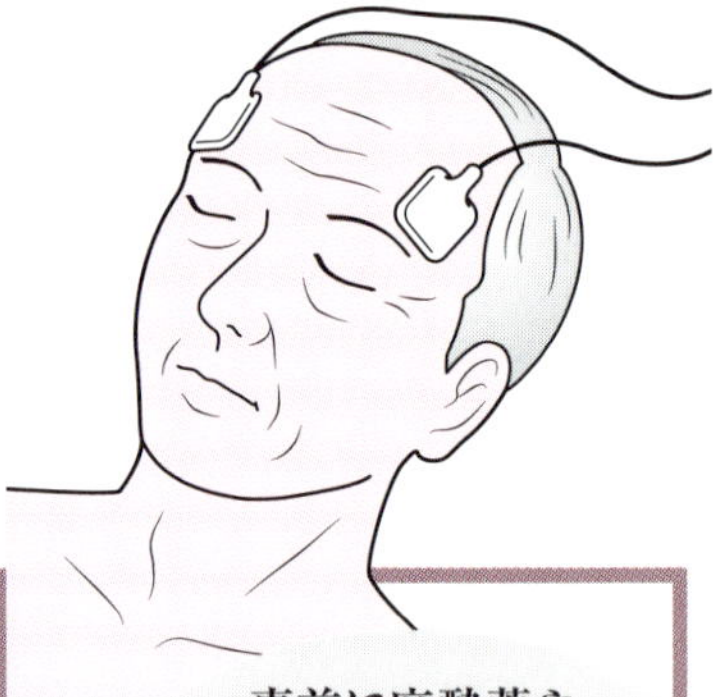

修正型電気けいれん療法（m-ECT）

脳に少量の電流を送り、その刺激で脳神経の働きの改善をはかります。電流の刺激を受けると体がけいれんを起こしますが、「修正型電気けいれん療法」は、これを防ぐ措置をしたうえで通電する方法。入院治療が原則ですが、即効性が高く、大きく症状が緩和することもあります。

事前に麻酔薬や筋弛緩薬《きんしかんやく》を投与するので、電流を流しても体がけいれんすることはなく、痛みもない

↓

▼実施を検討するケース

- 妄想が強く、自殺のおそれがあるなど緊急の対応が必要
- 薬への過敏性の問題が大きく、薬物療法がむずかしい

麻酔薬や筋弛緩薬を投与

↓

頭部に置いた電極を通じて、脳に数秒間、電流を流す

↓

1～3日おきに、合計数回～十数回おこなう

経頭蓋《けいとうがい》磁気《じき》刺激《しげき》療法（TMS）

強い磁気を発する装置を頭部に当てて、脳神経を刺激する方法。うつ状態を改善させる効果が期待でき、大きな副作用もないといわれます。

通院治療も可能ですが、日本ではまだ実施機関が限られているのが現状です。

パーキンソン症状を改善する方法

パーキンソン症状がひどく、なかなか改善しない場合には、脳に弱い電流を送り続けるための手術も選択肢のひとつです。

脳深部刺激療法

パーキンソン病に対する手術療法として広くおこなわれるようになってきた治療法。脳の深いところにある視床《ししょう》や、視床下部《ししょうかぶ》という部位に電極を、弱い電流を流す小さな本体装置を鎖骨《さこつ》の下などに埋め込んで電気刺激を送り、運動機能の障害を改善させます。

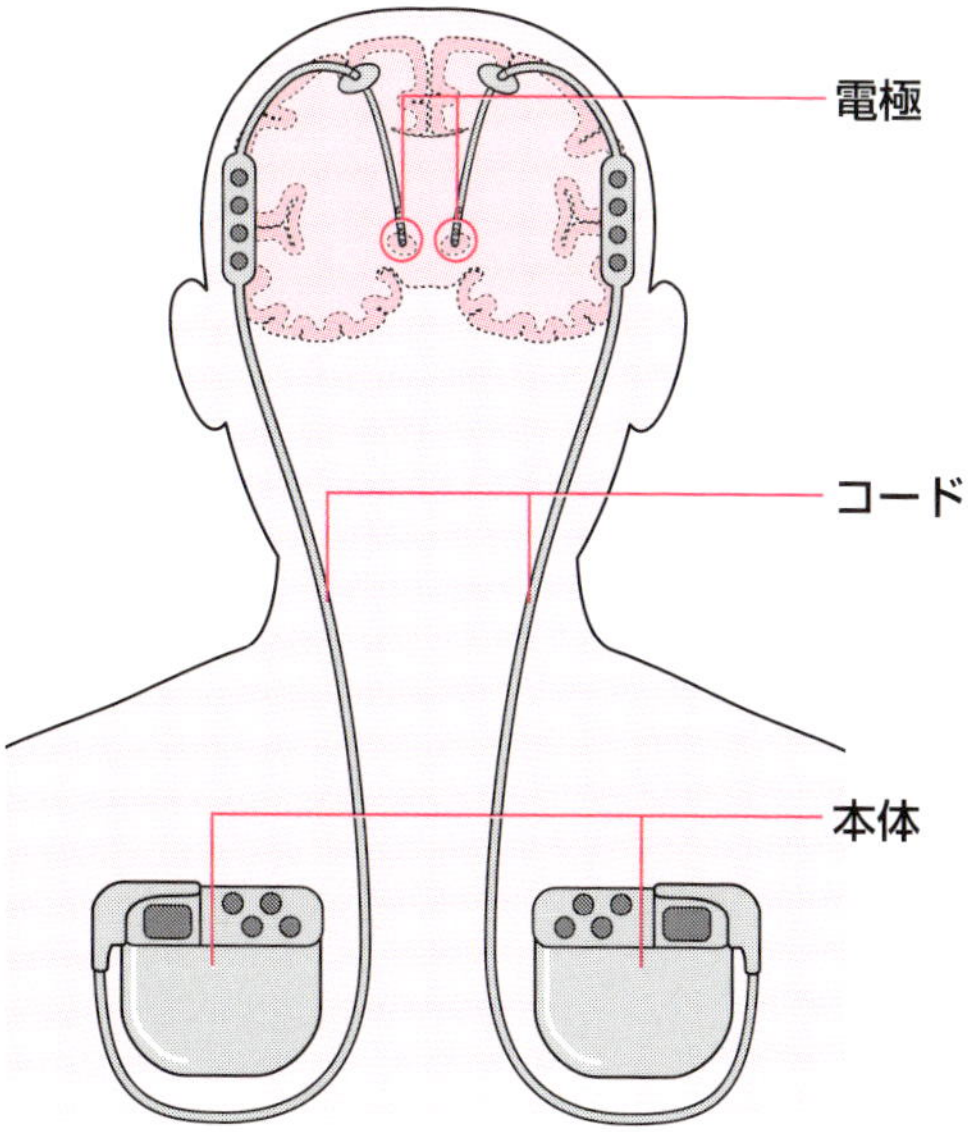

あくまでも症状を緩和させるためのもの

薬物療法ではなかなか改善しない幻視や妄想などの精神症状や、強いうつ状態、パーキンソン症状の悪化などは、生活上、大きな問題を引き起こすおそれがあります。

そのような場合にも、一定の効果が期待できるのが、修正型電気けいれん療法をはじめとする非薬物療法です。

ただし、認知機能の低下自体は、これらの方法で防いだり、改善させたりすることはできません。また、入院が必要な治療法の場合、環境の変化が病状にマイナスの影響を及ぼすおそれもあります。

実施機関も限られているので、治療のメリット・デメリットを十分に検討したうえで、受けるかどうかを決めるようにしましょう。

レビー小体の形成を防ぐのは今後の課題

レビー小体を消し去ったり、レビー小体ができないようにしたりする方法があれば、レビー小体型認知症を完治させることも夢ではありません。レビー小体の主要構成成分であるα‐シヌクレインの凝集を防ぐ薬の開発が急がれますが、現段階では、研究が始まったばかりの状態です。

COLUMN

起立性低血圧への対応は非薬物療法が中心

高血圧でも起こる起立性低血圧

レビー小体型認知症に伴いやすい自律神経症状のなかでも、とくに注意が必要なのは起立性低血圧です。安静にした状態から立ち上がったときなどに、ふらつきや失神などが生じてしまうもの。下半身に血液がたまり、一時的に脳に流れ込む血液の量が減ってしまうために起こる症状です。

ふだん、高血圧のために降圧薬を飲んでいるという人も油断はできません。自律神経の働きが鈍っているため、姿勢を変えたときの血圧調整がうまくいかず、起立性低血圧を起こすことはよくあります。

運動機能が低下していることもあり、ふらつきは転倒につながるおそれがあるため、「起こさない工夫」が必要です。

▼起立性低血圧がひどい場合

基本的には生活面での工夫で対応していきますが、場合によっては薬の調整も必要です。

動作の注意

立ち上がりの動作に注意（→ 94 ページ）。目の前が暗くなってきたら、うずくまるように声をかけておく

弾性ストッキングの使用

弾力が強く、圧力が強い靴下やタイツを着用すると、下半身の血流が上半身に戻りやすくなる

服用中の薬の見直し

レボドパなど、抗パーキンソン病薬などの副作用で、起立性低血圧が起こりやすくなることがある。高血圧の人は降圧薬による「血圧の下げすぎ」が一因になっていることもある

ひどい場合は服薬も検討

ドロキシドパは抗パーキンソン病薬の一種だが、レボドパの副作用を低減させる。このほか、ミドドリン、フルドロコルチゾンなどの薬剤が処方されることもある

5

症状とつきあう暮らし方のコツ

すべての症状を薬でコントロールできるわけではありません。だからこそ身近な人が、病気の特性、患者さん個人の傾向を理解し、「こんなときは、こうしよう」という対応の基本を学んでおくことが必要です。

患者さんの不安、ご家族の不安を解消することが、日々の安定した暮らしにつながります。

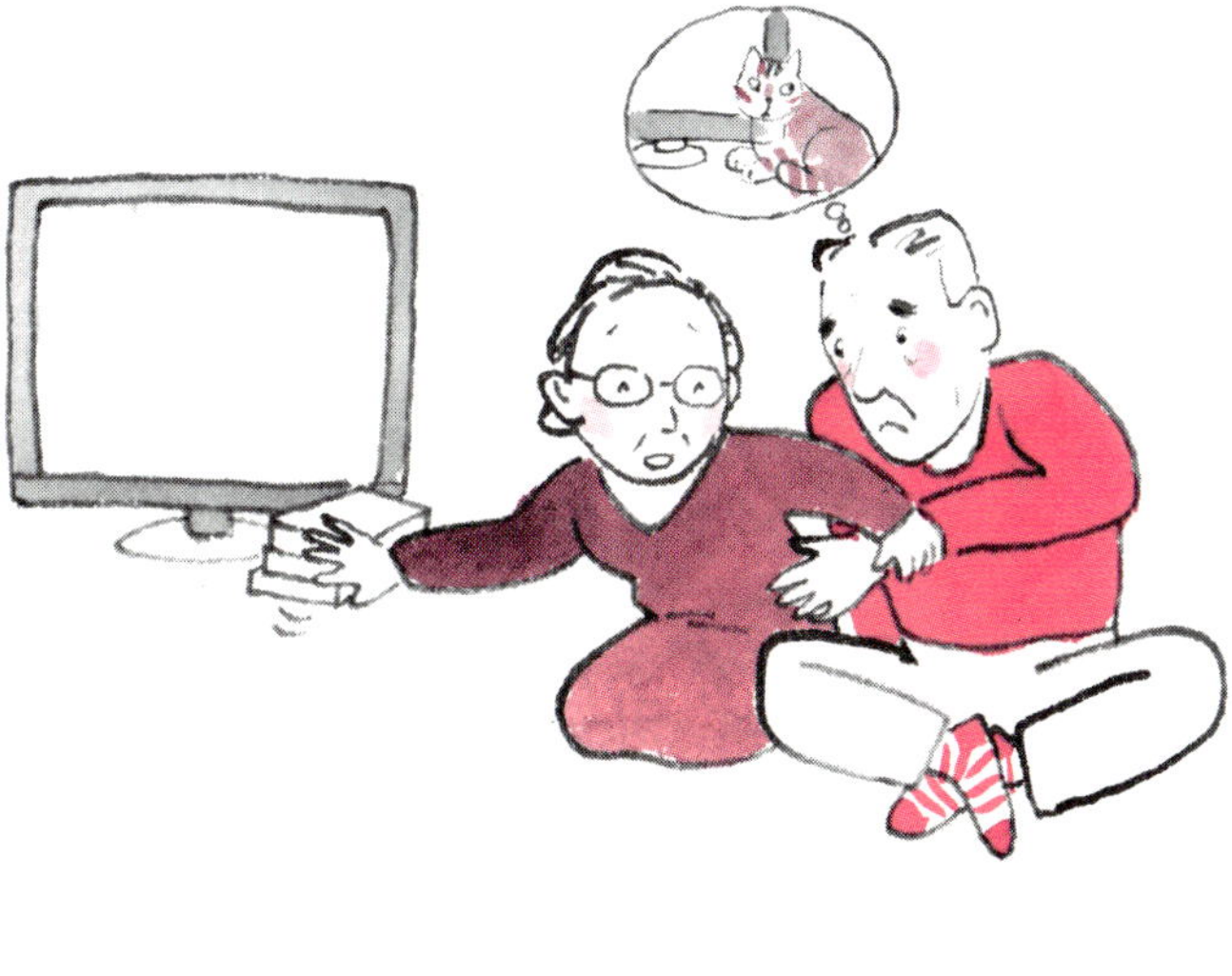

心がまえ①

患者さんのプライドや感情を傷つけない

診断がつき、治療も始まりホッとひと息。でも、これから先のことを考えると不安でたまらないというご家族も少なくないでしょう。それは、患者さん本人も同じです。

患者さんにはさまざまな思いがある

認知機能の低下が目立つようになっていったとしても、患者さんのプライドや感情という、大切な精神機能は失われません。だからこそ、自分の身に起きていることや、身近な人との関係などについて、さまざまな思いをもっています。

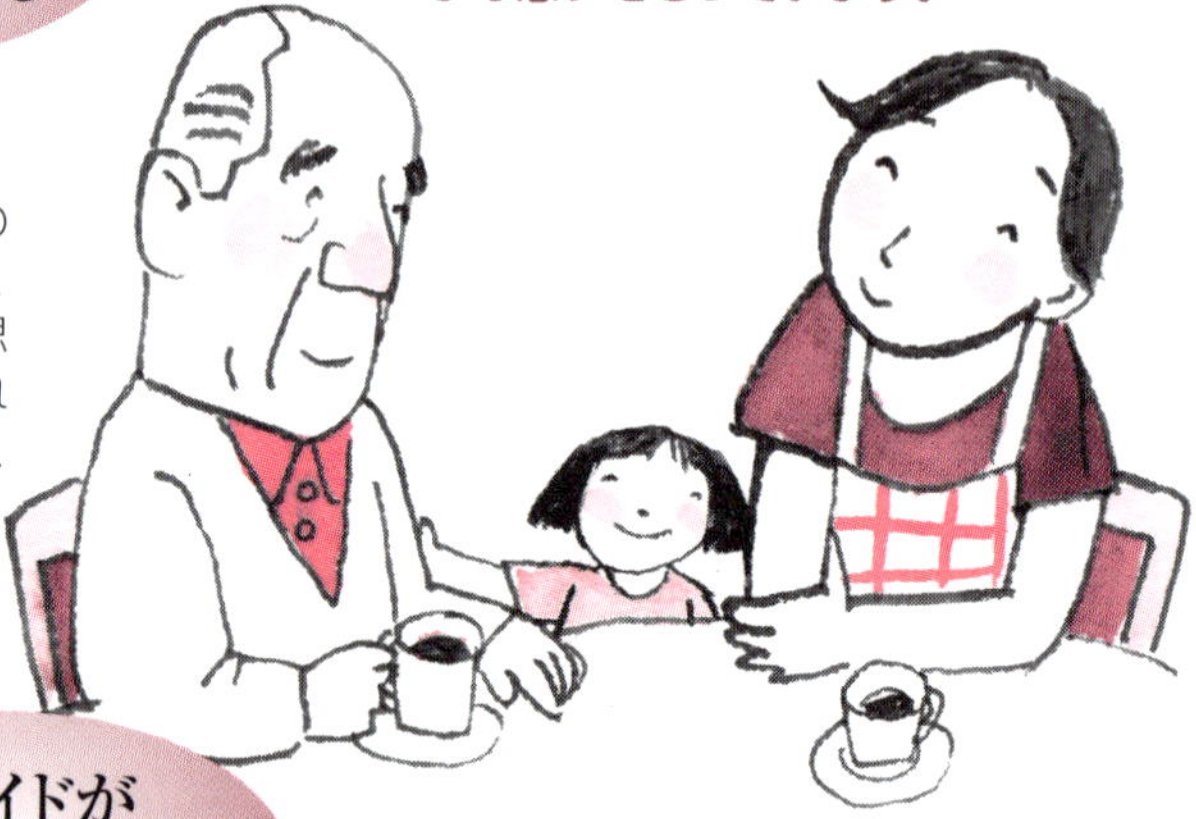

自分がどうなっていくかという不安がある
幻視に対する恐怖心をもつこともある
プライドがあるから、ばかにされるのはいや
「家族に迷惑はかけたくない」という気持ちも
感情は豊かなまま。喜怒哀楽は保たれる
快・不快の感覚はより鋭敏になっていく

患者さんは接する相手の気持ちを敏感に察知し、同じように反応する。思いやる気持ちが伝われば、患者さんも落ち着く

家族の落ち着きが患者さんの安心に

患者さんのご家族などは、病気なのだとわかっていても、「昔はこうではなかったのに」などと患者さんに対してふがいなさを感じることもあるでしょう。逆に「病気だから」と意識しすぎて、「自分がすべて面倒をみなければ」と

悪循環をまねく対応はしない

レビー小体型認知症の患者さんは、認知障害が目立たなかったり、程度が軽かったりすることも多いもの。それだけに周囲の不適切な対応は大きなストレスになりがちです。

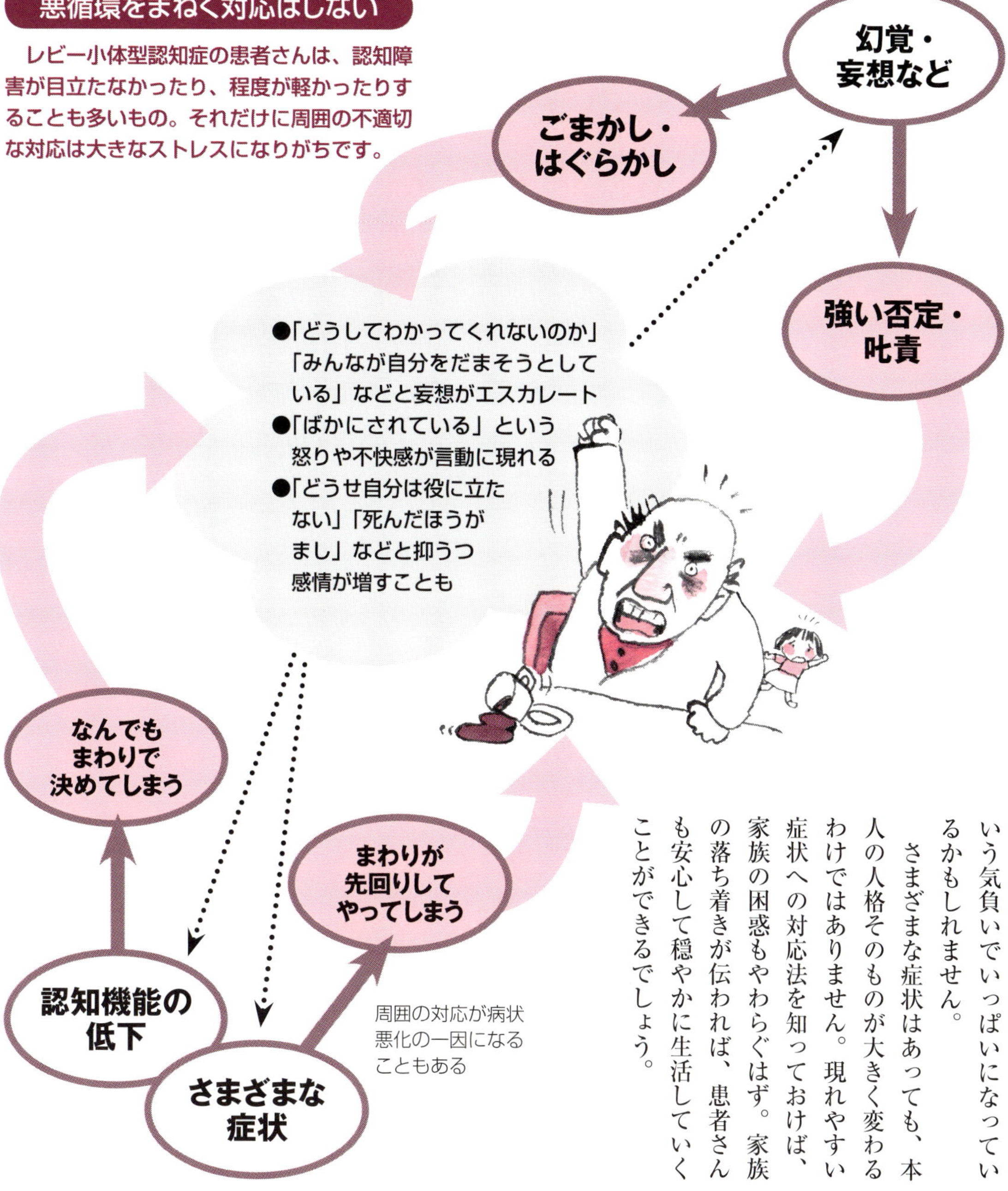

幻覚・妄想など
ごまかし・はぐらかし
強い否定・叱責
●「どうしてわかってくれないのか」「みんなが自分をだまそうとしている」などと妄想がエスカレート
●「ばかにされている」という怒りや不快感が言動に現れる
●「どうせ自分は役に立たない」「死んだほうがまし」などと抑うつ感情が増すことも
なんでもまわりで決めてしまう
まわりが先回りしてやってしまう
認知機能の低下
さまざまな症状
周囲の対応が病状悪化の一因になることもある

いう気負いでいっぱいになっているかもしれません。

さまざまな症状はあっても、本人の人格そのものが大きく変わるわけではありません。現れやすい症状への対応法を知っておけば、家族の困惑もやわらぐはず。家族の落ち着きが伝われば、患者さんも安心して穏やかに生活していくことができるでしょう。

心がまえ②

病気を理解し、環境を整えていく

病気自体のもつ特性を理解すれば、個々の症状には対応しやすくなるでしょう。ただし、個人差もあります。その人なりの「パターン」を把握することも重要です。

「状態の波」の周期をつかむ

認知の変動が出やすいレビー小体型認知症。患者さん固有の変動のしかたをつかんでおけば、あわてずに対応しやすくなります。

大事なことを伝えたり、お願いしたりする場合は、状態がよいときを選ぶ

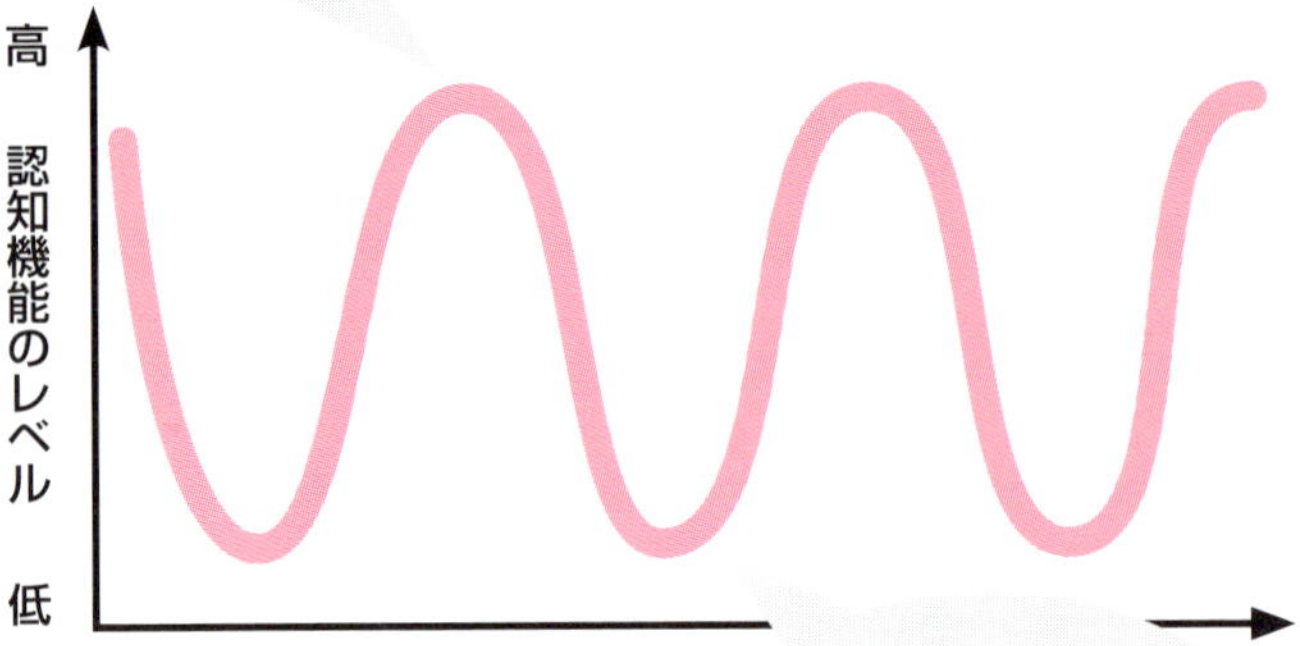

「状態の悪さは一時的なもの」と割り切ってあせらない

悪化のサインは人それぞれ

- 眠ってばかりで、ほとんど話さない
- 敬語を使いはじめる
- 幻視・誤認が増える
- トイレや着替えがうまくいかない
- 動作が鈍くなり、歩行もスムーズにいかなくなる

など

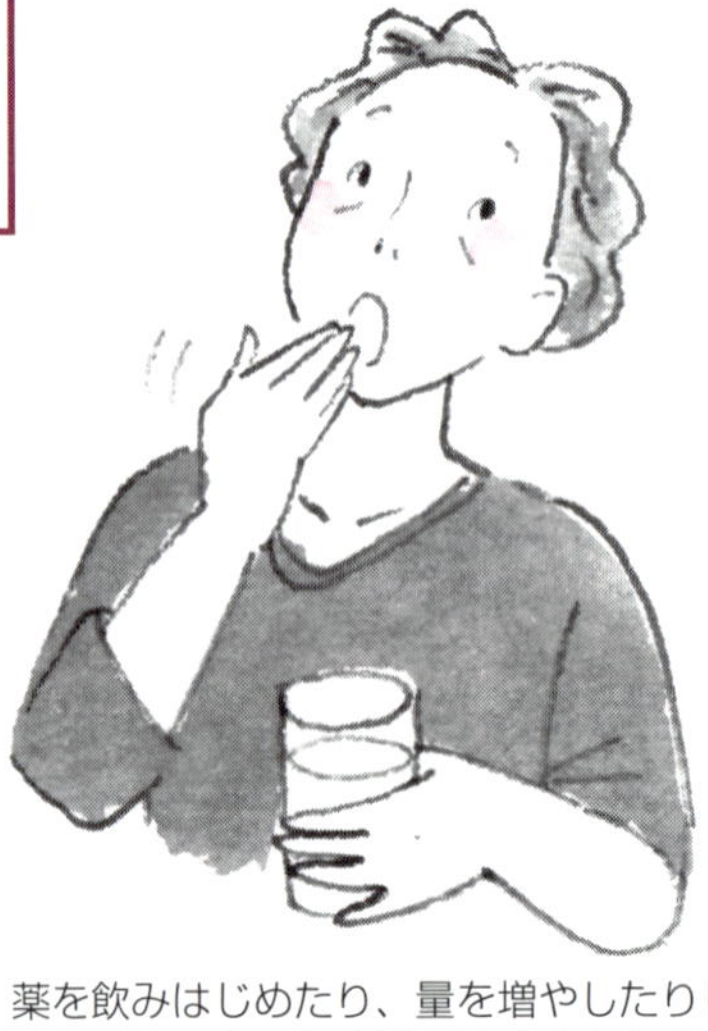

薬を飲みはじめたり、量を増やしたりしたあと、悪化した状態が続くようなら医師に相談を（→ 71 ページ）

「その人らしさ」を尊重する

当たり前のことですが、患者さんはレビー小体型認知症の患者である前に、一人ひとり異なる歴史をもつ人間です。症状の出方や行動のパターン、好きなこと、いやなことも、一人ひとり違います。

症状が現れやすい状況をつかむ

「どんなことが」「どんなときに」「どこで」「どんな状況で」現れたのかを具体的に記録しておくようにしましょう。症状が現れやすい状況を事前にさけたり、対応策をみつけたりするうえでのヒントになります。

外出時

住み慣れた室内以上に、刺激がいっぱい。散歩や買いものなどの機会を利用して出かけるのはよい心がけです。

ただし、複数のことがらに意識や注意を向けることがむずかしいため、つまずいたり、転んだりする危険性も高くなるので注意しましょう。

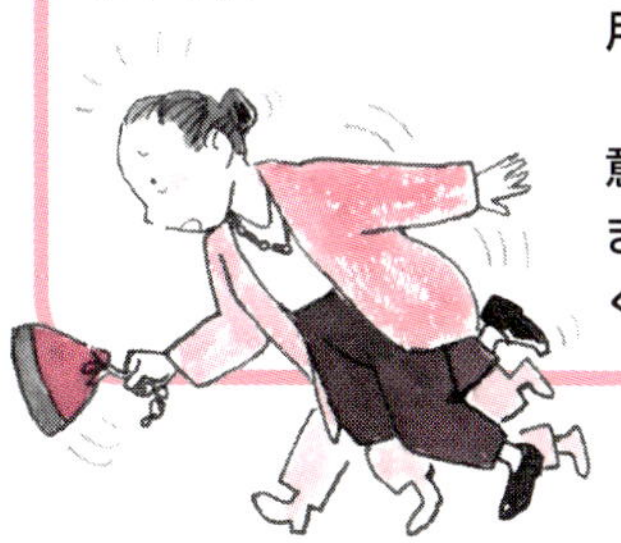

急がせたり、後ろから急に声をかけたりすると、焦って転んでしまいやすい

時間帯

一般に、夕方から夜間に状態が悪くなりがち。暗さが幻視や見間違いを誘発することもありますし、疲れが認知機能の低下に影響していることもあります。

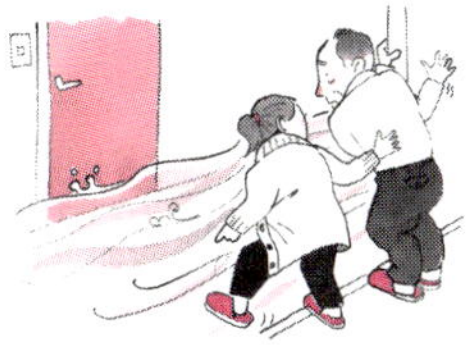

夜間にトイレに行けなくなるのは、幻視が原因であることも

特別なことがあったとき

引っ越しや入院など、生活環境に大きな変化があると、症状の悪化が起こりがちです。ただ、そうした「特別なこと」は、さけようとしてさけられるものばかりではありません。ふだん以上に周囲の目配りが必要、ということを意識しておきましょう。

体調がすぐれないとき

風邪をひいたり、便秘、脱水を起こしたりしていたりするなど、体調が悪いときには、認知機能の低下などが起こりがち。誤嚥性肺炎(→61ページ)などを起こしている可能性もあるので、体調の悪さを見逃さないようにしましょう。

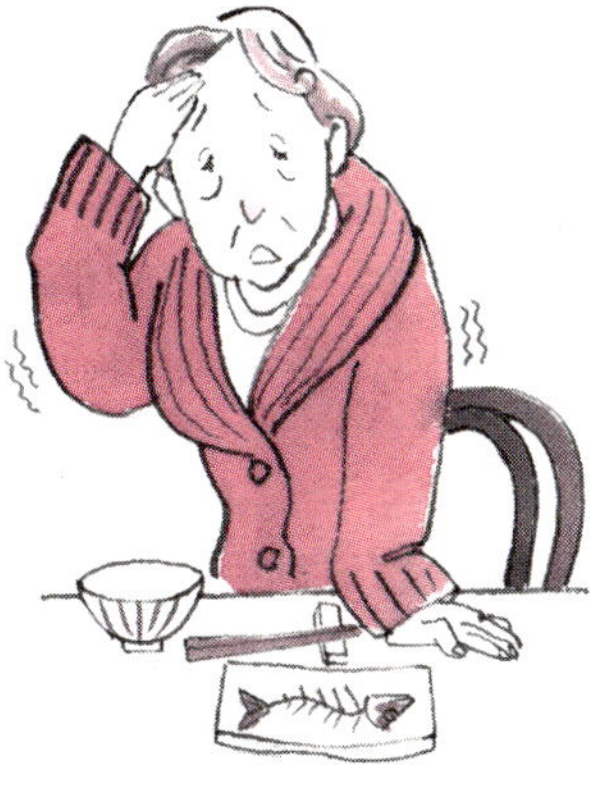

症状の悪化が体調の悪化をみつけるサインになることもある

ですから、同じ病気だから対応も一律でよい、というわけにはいきません。

どんなときも、まずは本人の意向を確かめるようにしましょう。とくに大事なこと——たとえば転居や、医療機関の変更、治療方針の変更などは、本人の考えを尊重することが大切です。

ただし、無理に決断を迫る姿勢もまた、患者さんにストレスを与えるおそれがあります。本人にはできないこと、わからないことは、まわりの人が適切に判断します。その際も、本人の確認をとることを忘れないでください。

幻視への対応

「はっきり見える」ことを理解し、受け止める

幻視の訴えは周囲の人をとまどわせる症状のひとつ。しかし、これも病気の特性です。いたずらに否定するのではなく、患者さんの訴えに十分、耳を傾けてください。

「見えている」のだから否定しない

実際には存在しないことは明らかでも、患者さんにはありありと見えているのが「幻視」です。「そんなものない！」「ばかなことを言わないで」という否定や叱責は、本人の不安や興奮を高めてしまいます。

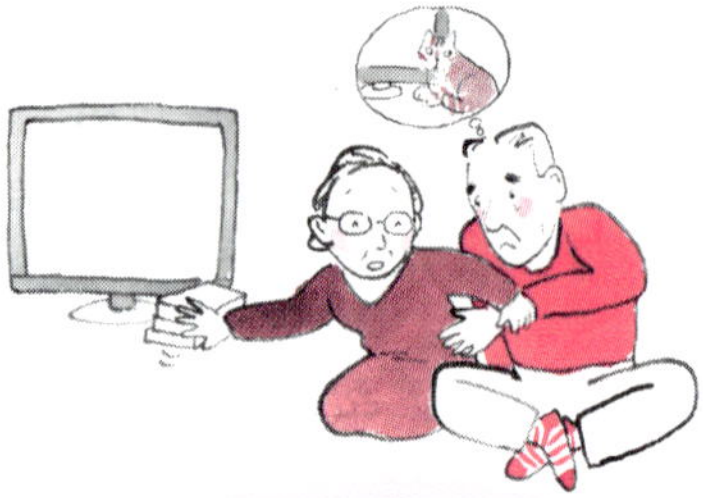

幻視を訴える

(→6～8ページ)

なんだ、あのネコじゃまだなあ

「見えている」ことを理解する

どんなものが、どこにあるように見えているのか、十分に話を聞く。本人の不安や興奮が強いときほど、訴えに耳を傾けることが必要

どこにいるのかしら。私には見えないのだけど……

いっしょになって見えるふりをすることはないが、否定はやんわりと。「私には」という主語をつけることが大事

いっしょに近づきさわってみる

幻視は自分のほうから近づいたり、触ってみたりすると消えることが多い。本人はひとりでは近づきたがらないので、いっしょに試してみるとよい

別のことをするように誘ってみる

レビー小体型認知症でみられる幻視は、「まぼろし」のほうから近づいてきたり、襲ってくるようなことはないので、いったん、その場から離れるのもよい方法。戻ったときには消えていることが多い

テレビより散歩にいかない？ ちょっと買いものもあるの

2階の窓が開いているみたい。閉めてきてもらえないかしら

本人が離れたすきに、錯視の原因になっていそうなものを取り除くのも有効

それでもダメなら

「いやだ」「こわい」という気持ちが消えればよい

幻視や誤認は、折り合いのつけ方がわかればそれでよい

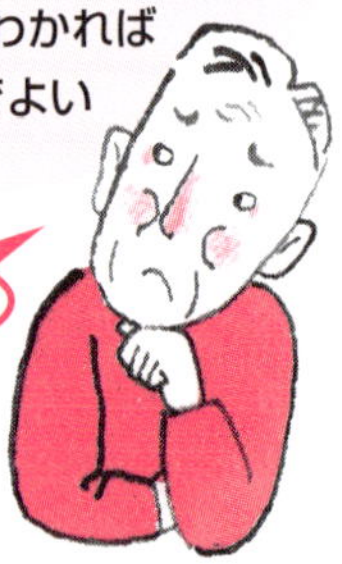

まあ、いいか

幻視を抑える生活の工夫

暗がりや、一部だけが目立つ模様、置物などは、幻視や錯視、つまりはなはだしい見間違いや誤認を誘発するもとになりやすいことがわかっています。室内の環境を整えることで、幻視・錯視を減らすことができます。

家の中を明るくしよう

暗がりやものかげは幻視・錯視をまねきやすくします。薄暗いなかに無造作に置かれた荷物を人などに見間違うことはめずらしくありません。

照明をつけたり、カーテンを開けたりして部屋を明るくするだけで、幻視が消えることもあります。

スッキリ片付けると見間違いが減る

目立つ色の置物、壁にかけられた洋服などは、見間違いや錯覚といった誤認をまねくもと。壁の模様やシミが、浮き上がって顔に見えたりすることもあります。

逆にいうと、スッキリと片付いたシンプルな部屋では見間違いも起こりにくくなります。

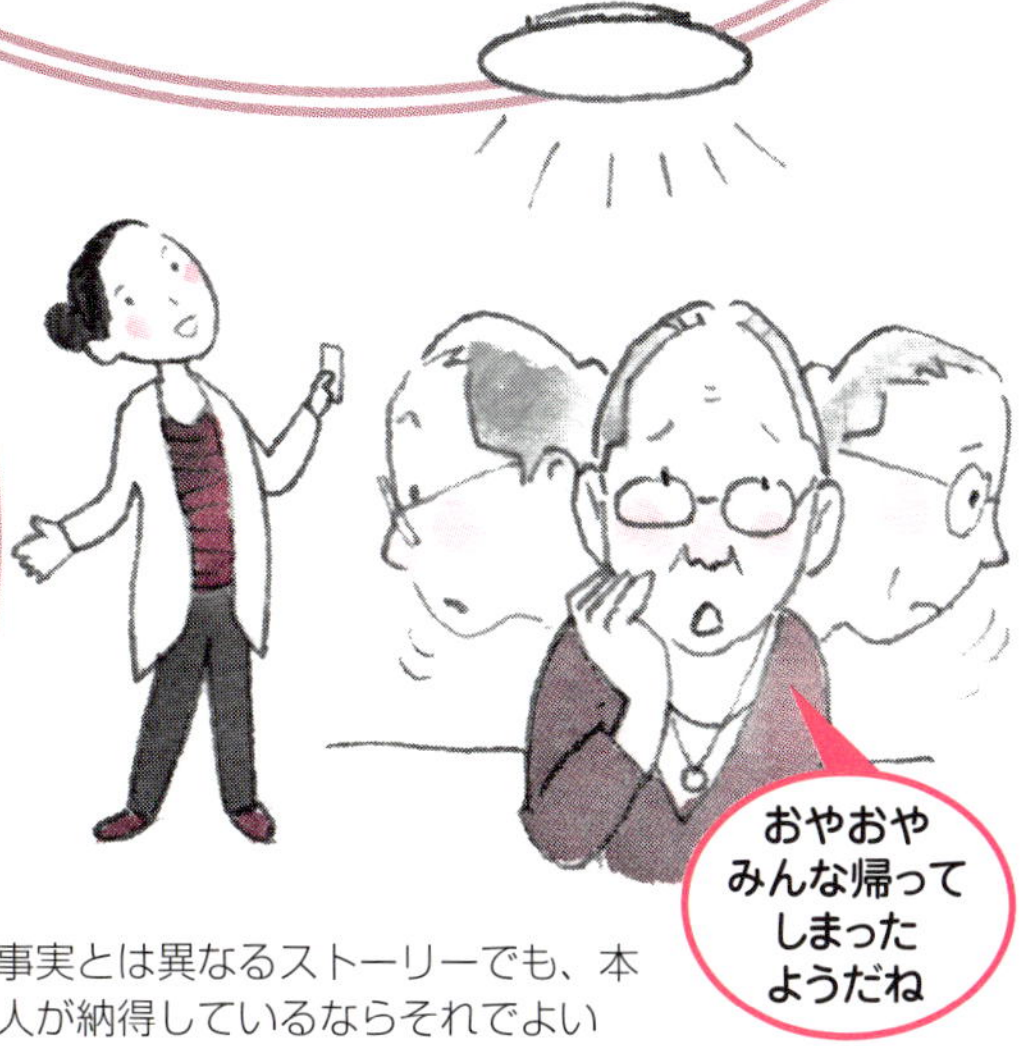

事実とは異なるストーリーでも、本人が納得しているならそれでよい

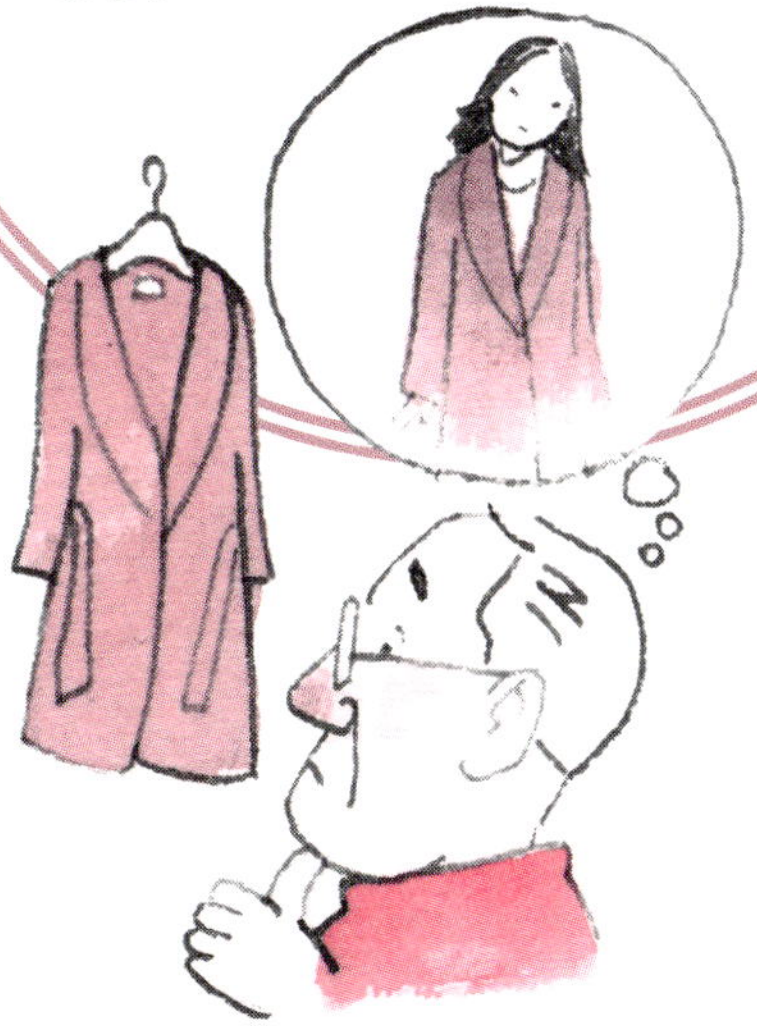

壁にかけられた洋服は、人の姿に見間違いやすい。タンスにしまうようにしよう

大切なのは不安や混乱を防ぐこと

幻視や錯視による誤認は、本人が混乱したり、不安になったりするきっかけになりやすい症状です。治療を始めても、完全にはなくならない人が少なくありません。

けれど、まわりの人が適切に対応していけば、本人が「自分にしか見えないのだ」と納得したり、納得とまではいかなくても、いやな気持ちはもたずにすむようになったりします。幻視などがあっても、混乱や不安をまねかなければよしとする。それくらいの気持ちで対応していきましょう。

突飛な考えのようでも確かな理由がある

レビー小体型認知症の患者さんにみられる妄想のもとには、幻視や誤認があることが少なくありません。患者さん本人の苦しさを理解し、安心してもらえるように接しましょう。

言動だけを問題視しない

妄想による突飛な言動がみられるときの対応は、否定も肯定もしないのが基本です。本人の苦しさを理解し、安心させる言葉や態度で対応していきましょう。

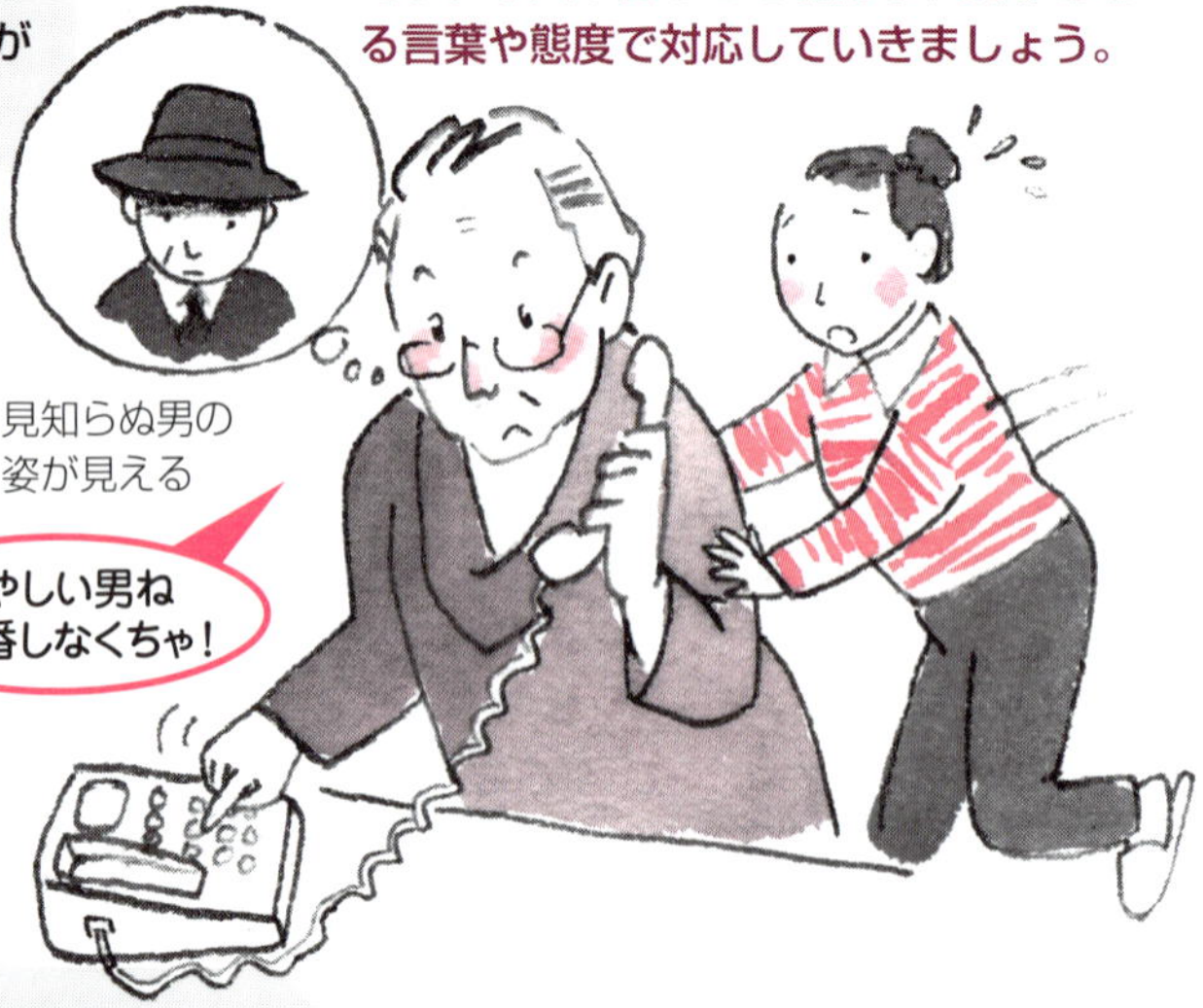

見知らぬ男の姿が見える
あやしい男ね 110番しなくちゃ！

本人にとっての困った現実
本人には現実としか思えないほどリアルな幻視であることが多い

困った現実に対応するための言動
周囲の人には妄想としか思えなくても、本人には「困った現実」に対処するための言動であり、なんの矛盾もない

否定も肯定もせず事情を聴いてみる
「どうしたの？」と本人に事情を尋ねてみる。そのうえで、「そんなことがあったらいやだね」「気のせいってことはない？」など、気持ちに寄り添いつつ、落ち着いて考え直せるように促す

不審者を追い払うために通報しようとしているのだとしたら、なんの不思議もない

妄想は「確信」に基づいている

はたからみれば、理解に苦しむような思い込みですが、本人にとっては正当な理由のある、確信にみちた言動です。妄想という自覚はありません。否定されればされるほど、「証拠をみせてやる」「だまされないぞ」などと考え、妄想がエスカレートしていくおそれがあります。

言動のもとにある幻視・誤認に対応する

レビー小体型認知症で出現する幻視や誤認は、しばしば妄想を引き起こします。この場合、はたからみれば突飛な言動でも、本人にとっては「現実」に即した合理的な考えや行動です。

ですから、言動そのものをやめさせようとするのは逆効果。「なぜそのような言動をくり返すのか」を確かめることが先決です。

説得より納得が大事

およそ見当はずれな言動を目の当たりにすると、妄想の根拠が正しくないことを説得したくなるものですが、説得して考えが改められることはありません。

たとえ正しい理解ではなくても、本人が納得して落ち着けばよしとします。

説得しようとする ✕

「現実ではない」とわからせたいがために、「そんな人はいない」と否定したり、「ばかなことはやめて！」と怒ったりする

→

妄想がエスカレート

本人は「みんなでだまそうとしている」「ばかにされている」という思いが募り、ますますかたくなになっていく

幻視・誤認への対応

妄想のもとに幻視や誤認があるなら、根気よく、それに対応していく（→ 84 ページ）

「ここは任せて」と安心してもらう

妄想の内容より、妄想によって生じている本人の不安に注目。「私がいるから大丈夫。それよりも……」と、関心をそらせることが有効なこともある

そうなんだ。困ったね。でも大丈夫。私がいるからね

薬物療法は続けていく（→４章）

→

納得して不安がなくなればよい

「現実ではない」ことには納得できていなくても、不安なく過ごせるようになればよい

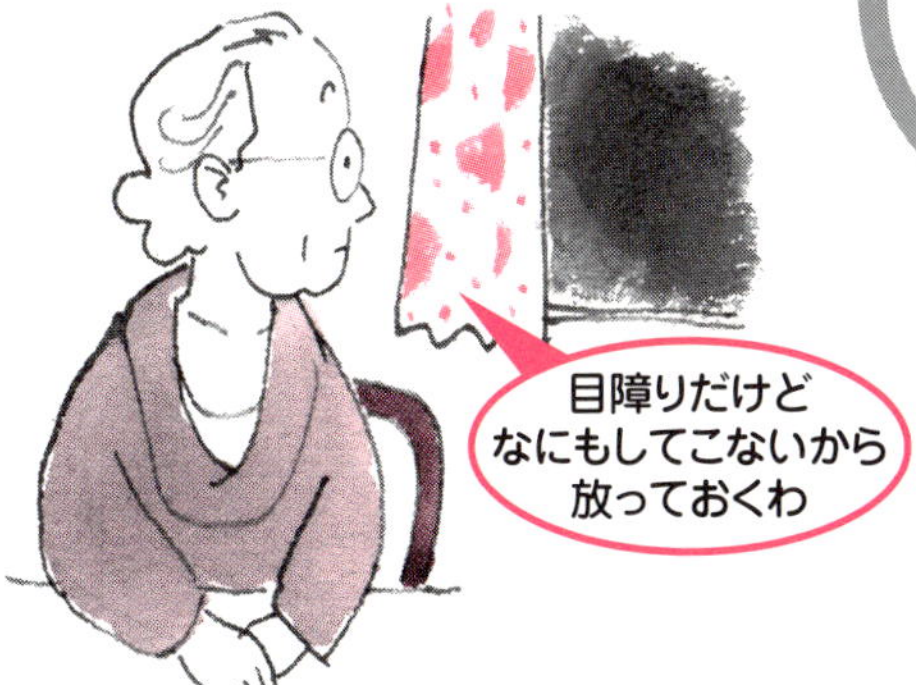
目障りだけど
なにもしてこないから
放っておくわ

パーキンソン症状への対応①

続けてみよう！ 筋肉のかたさをほぐす体操

多くの患者さんにみられるパーキンソン症状。筋肉がかたくなっていくと、転倒や誤嚥などをまねきやすくなります。毎日の暮らしのなかに「体操」を取り入れましょう。

顔の筋肉をやわらかくする

食べものを口に入れ、噛み、飲み下すという行為にも、さまざまな筋肉を使います。とくにパーキンソン症状による筋肉のこわばりは、顔の筋肉にも現れやすいので、意識的に動かすようにします。

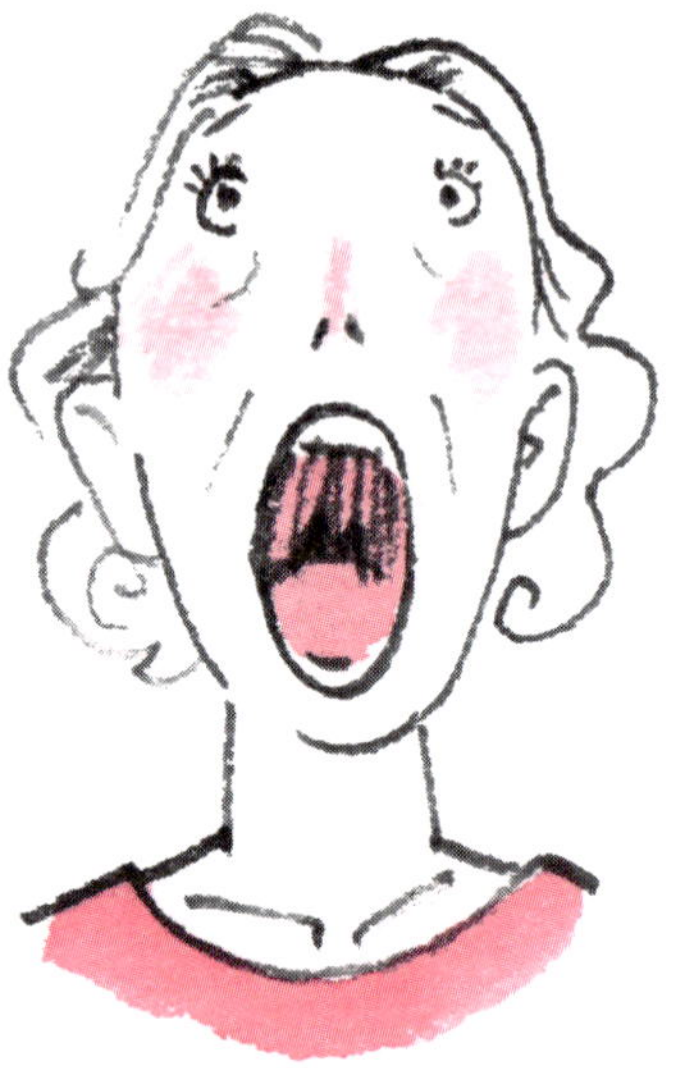

食事の前に数回ずつくり返すように習慣づけよう

口をパクパク
口を大きく開けたあと、口を閉じてしっかり歯を噛み合わせる

「ふーっ」と「いーっ」
くちびるをすぼめて「ふーっ」と息を吐き出したり、「いーっ」と横一文字に伸ばしたりする

あっかんべー
舌をべーっと突きだし、くちびるのまわりをなめるように1周させる

ほっぺたを「ぷーっ」
口の中に空気をためて、ほっぺたを「ぷーっ」とふくらませる

運動機能の低下は生活の質を大きく下げる

筋肉のこわばりや運動機能の低下などのパーキンソン症状は、転倒や、食べものの飲み下し（嚥下）の問題の原因になりやすく、生活の質を大きく低下させるおそれがあります。毎日の生活のなかで筋肉のこわばりをほぐす動きを取り入れ、習慣づけることが大切です。

毎日の生活動作も大切なこと

ふだん何気なくしている生活行為は、時間がかかってもよいので、できるだけ自分でしてもらいましょう。知らず知らずのうちに機能低下を防いでくれます。
- 靴下をはく
- 着替える
- 歯を磨く　など

体を動かす簡単動作！

　ここでは、自宅でいつでもできる手軽な体操を紹介します。立ち姿勢での体操は、テーブルなどに手をつけ、転倒しないように注意しながらおこないましょう。

　専門的なリハビリテーションは、理学療法士などの指導を受けながら実施するようにします。

腕を上げて背筋をピンッ！

座ったままの姿勢で両手を頭上に上げ、背筋を伸ばす。腕を伸ばしたまま、手のひらを握ったり開いたり。これを数回くり返してから、両手をゆっくり体の脇へ戻す

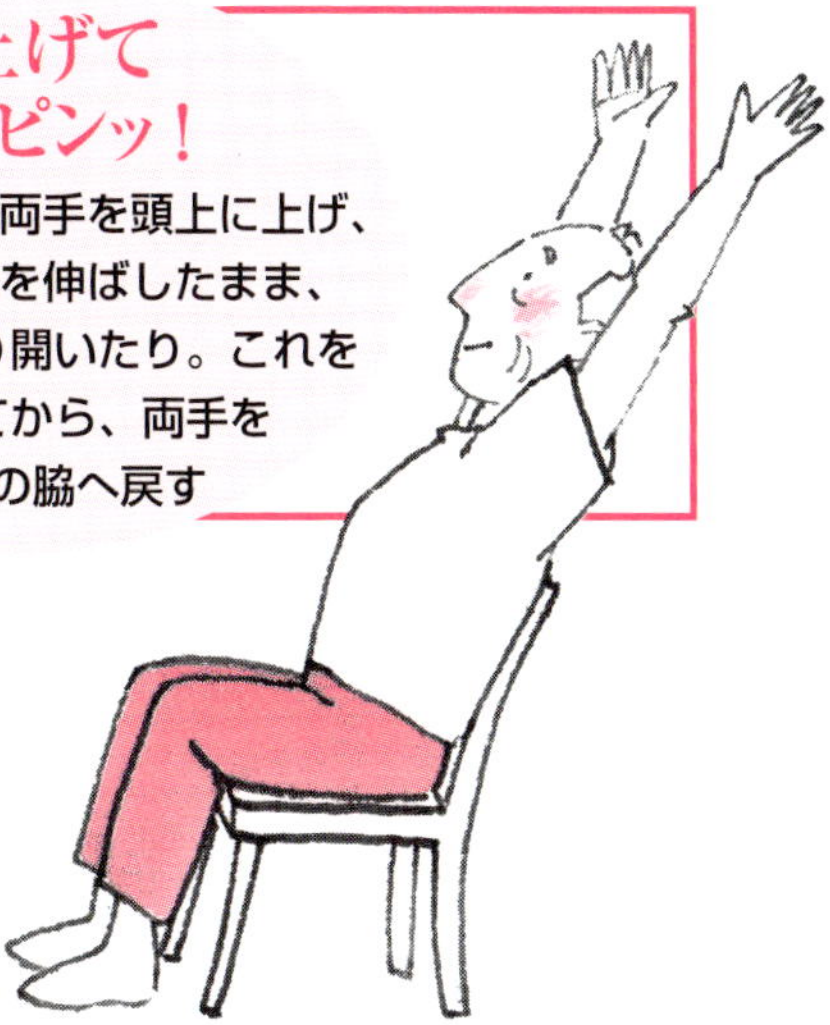

座ったままで足の運動

椅子に座ったままで足踏みや、膝や足首の曲げ伸ばしをくり返す。歩けない人にも有効な体操

膝を曲げたまま、太ももを左右交互に上げたり下げたりする

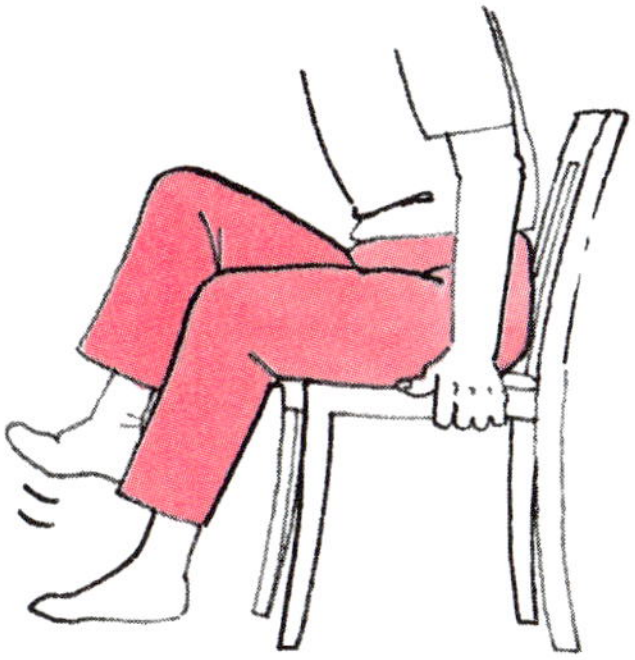

膝を伸ばしたり、曲げたりする

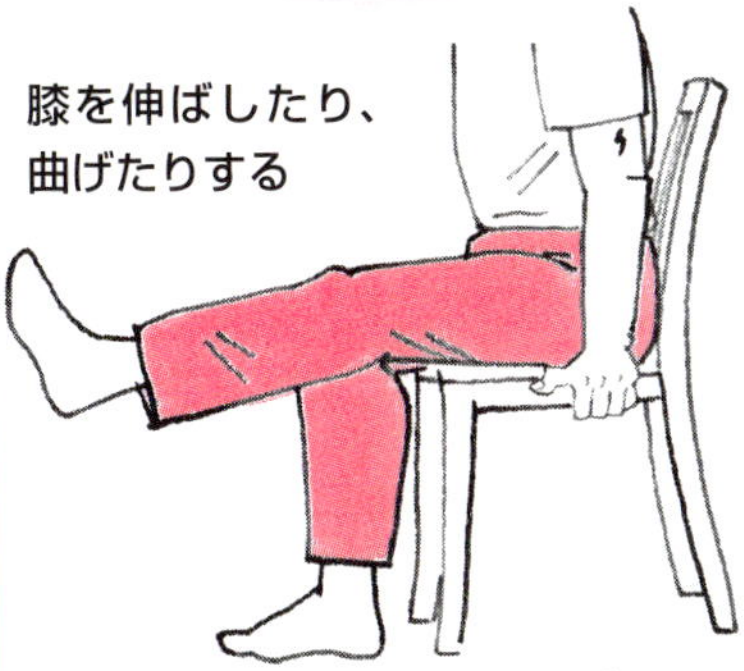

足首を伸ばしたり、曲げたりする

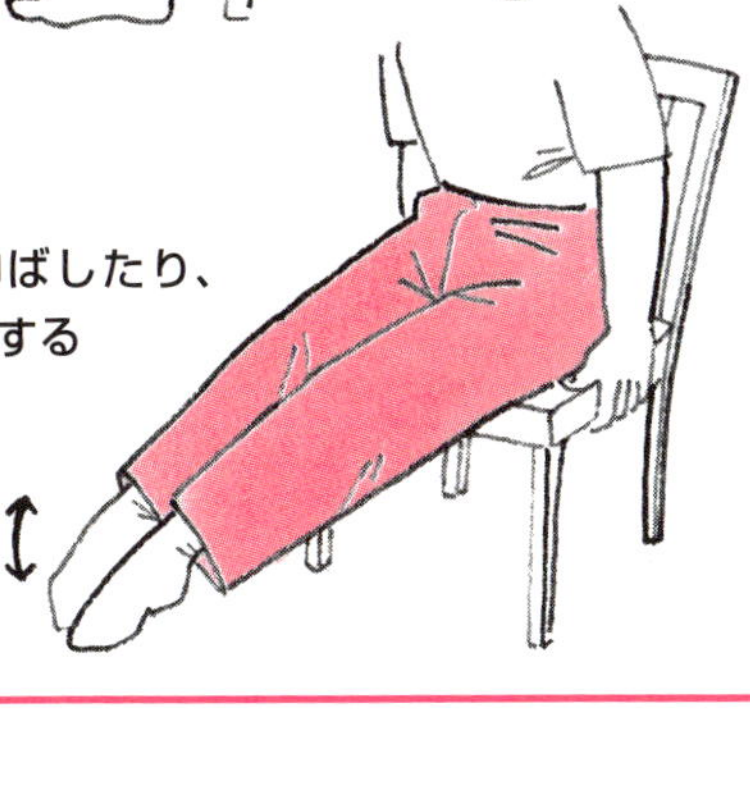

立ってする運動

立ち姿勢での運動はテーブルなどに手をつき、ふらつかないように注意しておこなう

机に両手を置き、しゃがみこんでから立ち上がる動作をくり返す。反動をつけずにゆっくりおこなう

まっすぐ立ったまま、その場で大きく足踏みをくり返す

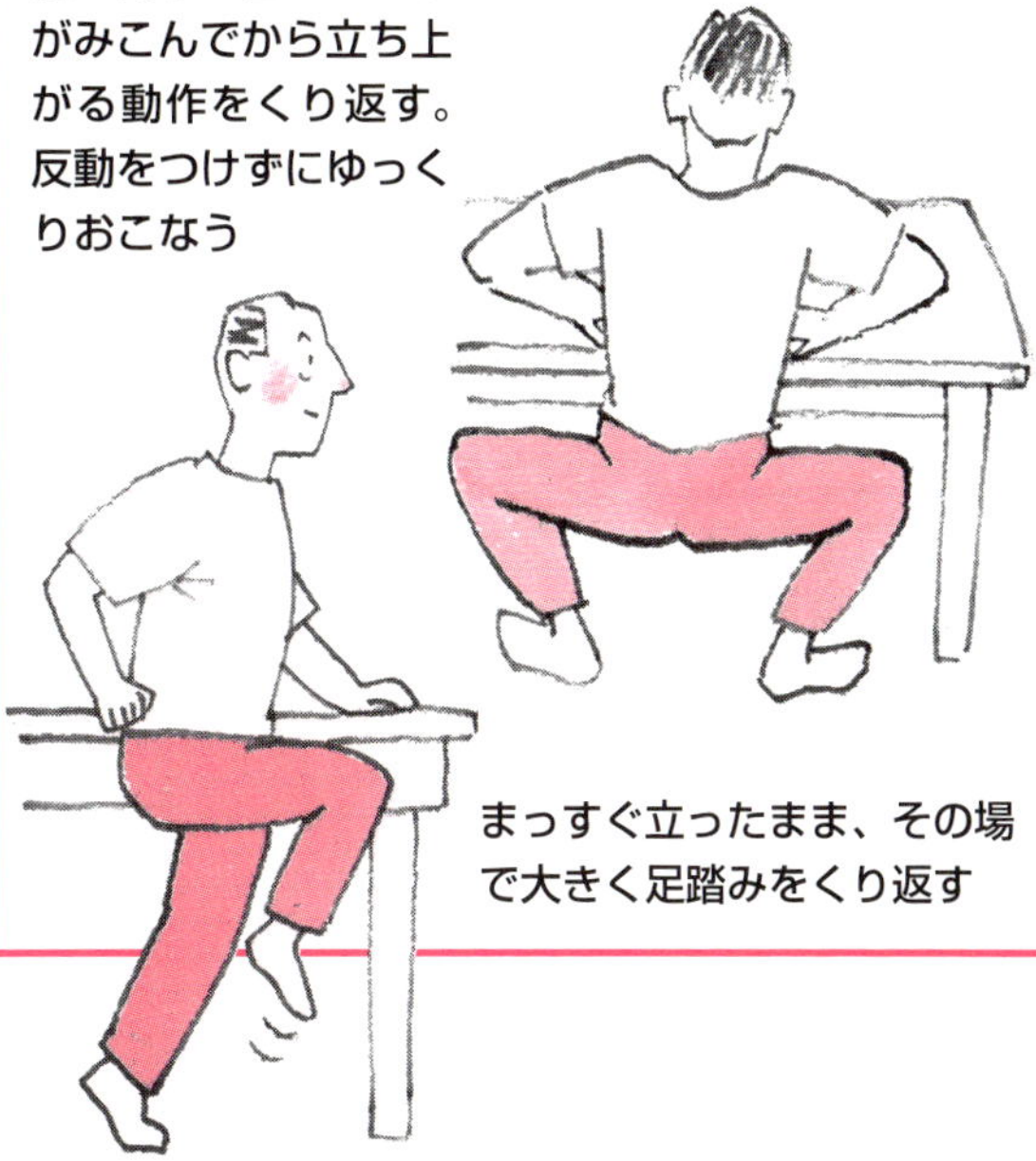

転倒をまねく「つまずき」の原因を減らす

ふだんの生活のなかで、とくに注意したいのが転倒です。転倒によるケガや、ケガの療養中に起こる活動性の低下が、病状の悪化につながってしまうこともあります。

転びやすい理由は複合的

レビー小体型認知症の人は、アルツハイマー型認知症の人にくらべて10倍も転びやすいという報告があります。転びやすくなる理由がいくつもあるからです。

パーキンソン症状
筋肉のこわばり、運動機能の低下は転倒をまねく主要な原因になる

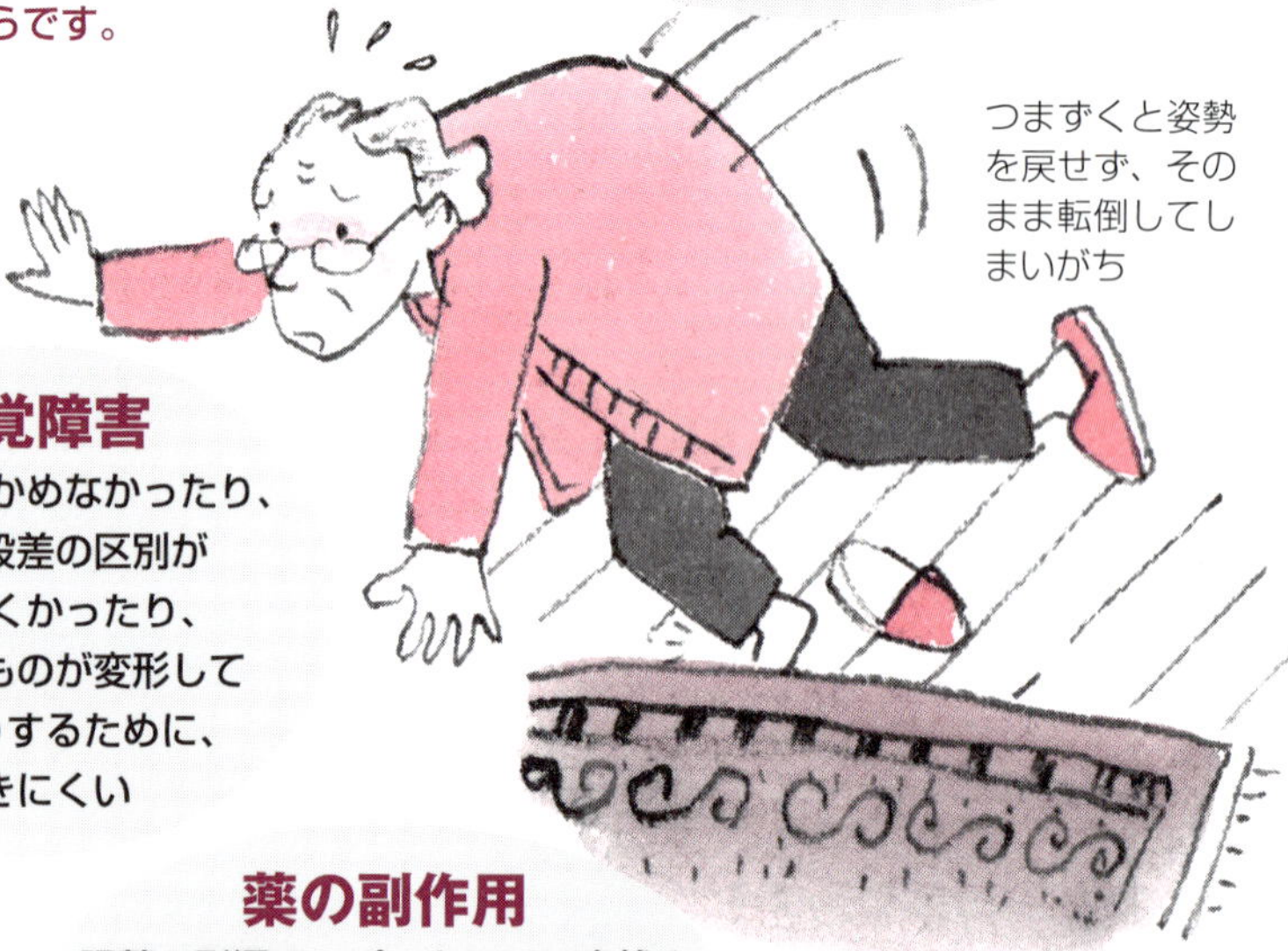

つまずくと姿勢を戻せず、そのまま転倒してしまいがち

視覚障害
距離感がつかめなかったり、平面と段差の区別がつきにくかったり、まわりのものが変形して見えたりするために、歩きにくい

薬の副作用
服薬の影響で、パーキンソン症状や起立性低血圧が起こりやすくなっている場合もある

認知機能障害
いくつものことを同時にすることがむずかしく、気にかかることがあると足元への注意がおろそかになってしまう

起立性低血圧
急に立ち上がったときなどにふらつきやすい
（→ 78 ページ）

外出時だけでなく家の中でも転びやすい

生活のなかで、もっとも注意しなければならないことのひとつが転倒です。高齢者の場合、外出時だけでなく、自宅内で転倒して、ケガをしてしまうことも少なくありません。ほんの少しの段差につ

まずいたり、滑ったときにバランスを崩したりして、転んでしまうことが多いのです。

周囲の人が注意を促すこと、転倒のきっかけになりやすい原因を取り除いていくことを心がけましょう。

自宅の環境を見直そう

高齢になればなるほど、また健康状態がすぐれない人ほど、外出時より、むしろ自宅で転倒事故を起こす割合が高くなります。

ちょっと出るときも靴を履く

サンダルはぬげたり引っかかったりしやすい。面倒でも、靴を履いて出よう

衣服のすそに注意

ズボンやスカートは、すそが足に絡まらないようなものを

床にものを置かない

新聞、リモコン、脱ぎっぱなしの服などは片付ける

段差を解消

室内の段差は、スロープなどをつけてできるだけなくしておく

敷物・コードに注意

敷物の縁や家電のコードなどにつま先が引っかかり、転びやすい

手すり・照明をつけよう

廊下や階段は、手すりがあるとよい。使うときは明るくして

水ぬれに注意

台所や脱衣場などの床面は、水でぬれたらすぐにふき取っておく

滑り止めマットなどを活用

浴室には滑り止めマットを使うのもよい

周囲の声かけで注意喚起

解消できない段差は、周囲の人が「低くなっている（高くなっている）から気をつけて」と声かけを

▼自宅内で転倒した場所

過去１年間、転んだことがある60歳以上の人に、どこで転倒したかを聞いた調査

（内閣府「平成22年度高齢者の住宅と生活環境に関する意識調査」より上位10項目。複数回答）

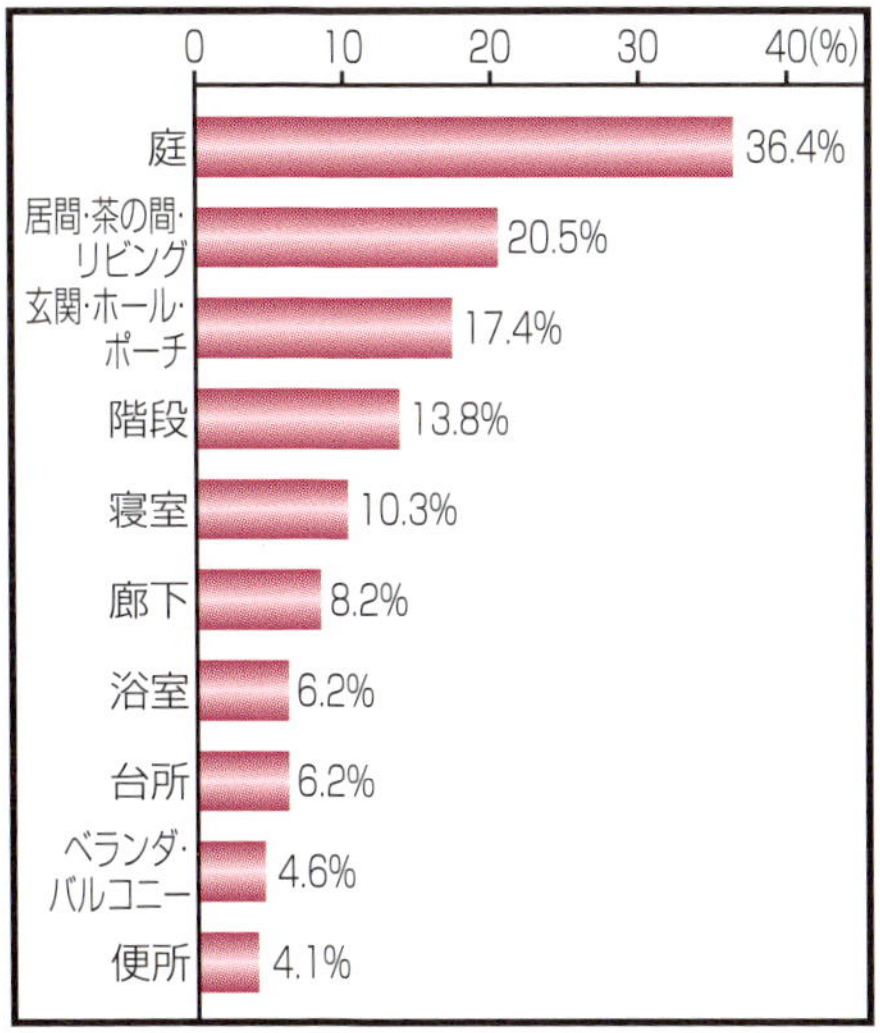

0
10
20
30
40(%)
庭 36.4%
居間・茶の間・リビング 20.5%
玄関・ホール・ポーチ 17.4%
階段 13.8%
寝室 10.3%
廊下 8.2%
浴室 6.2%
台所 6.2%
ベランダ・バルコニー 4.6%
便所 4.1%

うつ状態などへの対応

大切なのは不安を強めないようにすること

うつ状態が続くと、生活リズムが乱れがち。食事・運動・睡眠のリズムを整え、日々の生活にメリハリをつけながら、穏やかに過ごせるようにすることを考えていきましょう。

日々の生活のなかに喜びの種はある

レビー小体型認知症に伴いやすいうつ状態に対しては、薬物療法が試みられますが、薬だけで改善させるのはむずかしいこともあります。「これから、どうなっていくのか」という不安が本人を苦しめていることもあります。

不安が強いときには、そればかりに目が向きがち。まずはそこから目を離し、日々の生活の一つひとつを整えていくことを考えてみましょう。極言すれば、人生は食べて動いて寝ることのくり返し。その一つひとつの要素を整えていくなかで小さな喜びを感じられるようになれば、不安も自然と小さくなっていくものです。

睡眠中の異常言動がみられたとき

睡眠中に大声を出したり、暴れたりしているとき、本人は夢の中。体に触れたり、ゆすったりすると、夢と現実がまぜこぜになって混乱したり、興奮がひどくなったりすることもあるので、無理に起こさないようにしましょう。

寝入りばなから真夜中にかけてなら
レム睡眠が続く時間は短いので、異常言動も長引かない。しばらくすると眠りが深くなって静かになるので、そのまま眠らせておけばよい

明け方近くなら
眠りが浅い状態が長くなるので、起こしてしまうとよい。電気をつけて明るくしたり、目覚まし時計を鳴らしたりして自然に目が覚めるように働きかける

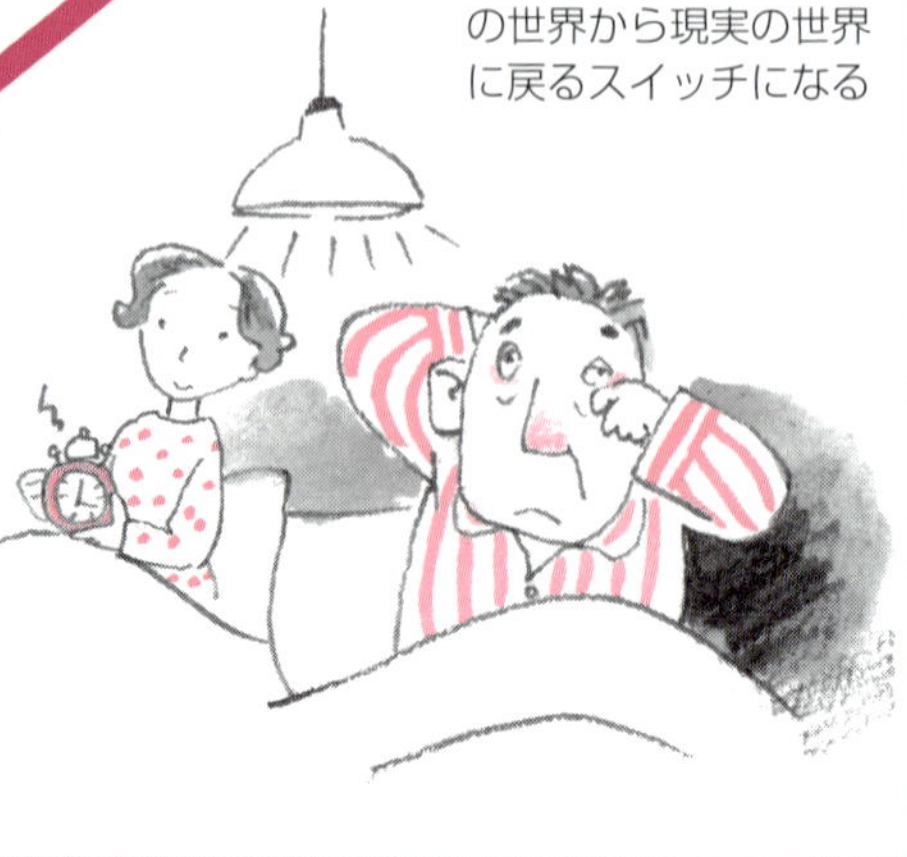

目覚まし時計の音は夢の世界から現実の世界に戻るスイッチになる

生活リズムを整えよう

うつ状態は、薬だけで改善しようとするより、生活全体のリズムを整えていくことを考えましょう。生活習慣の見直しは心身の不調を正す基本です。

食事

- 1日3食、ほぼ同じ時刻に食べることで、体のリズムが整っていく
- 幻視が現れて食べるのをいやがるときは、食器・献立の見直しを。食器を無地のものにしたり、ごはんをおむすびにしたりすることで、食べやすくなったりもする
- 嚥下障害がある場合には、食事の内容を工夫する（→ 95 ページ）

運動

- 転倒には注意が必要だが、できるだけ体を動かす機会をつくる
- 日中はできるだけ戸外に出る時間をつくる
- デイサービスや訪問リハビリの利用を考える（→ 97 ページ）

睡眠

- うつ病は「眠れない」「暗いうちから目が覚める」などといった睡眠障害を伴いやすいが、レビー小体型認知症の場合、うつ状態でも眠りそのものへの悩みは比較的少ない
- 睡眠時に暴れることが多いようなら、転落防止のためにベッド柵を取りつけるのもおすすめ。けがをしないように、柵に厚い布などを巻いておくとよい

注意

患者さんの状態は変動が大きい。状態があまりよくないときには、いろいろやらせようとしないほうがよい。多少のリズムの乱れには目をつぶって見守ろう

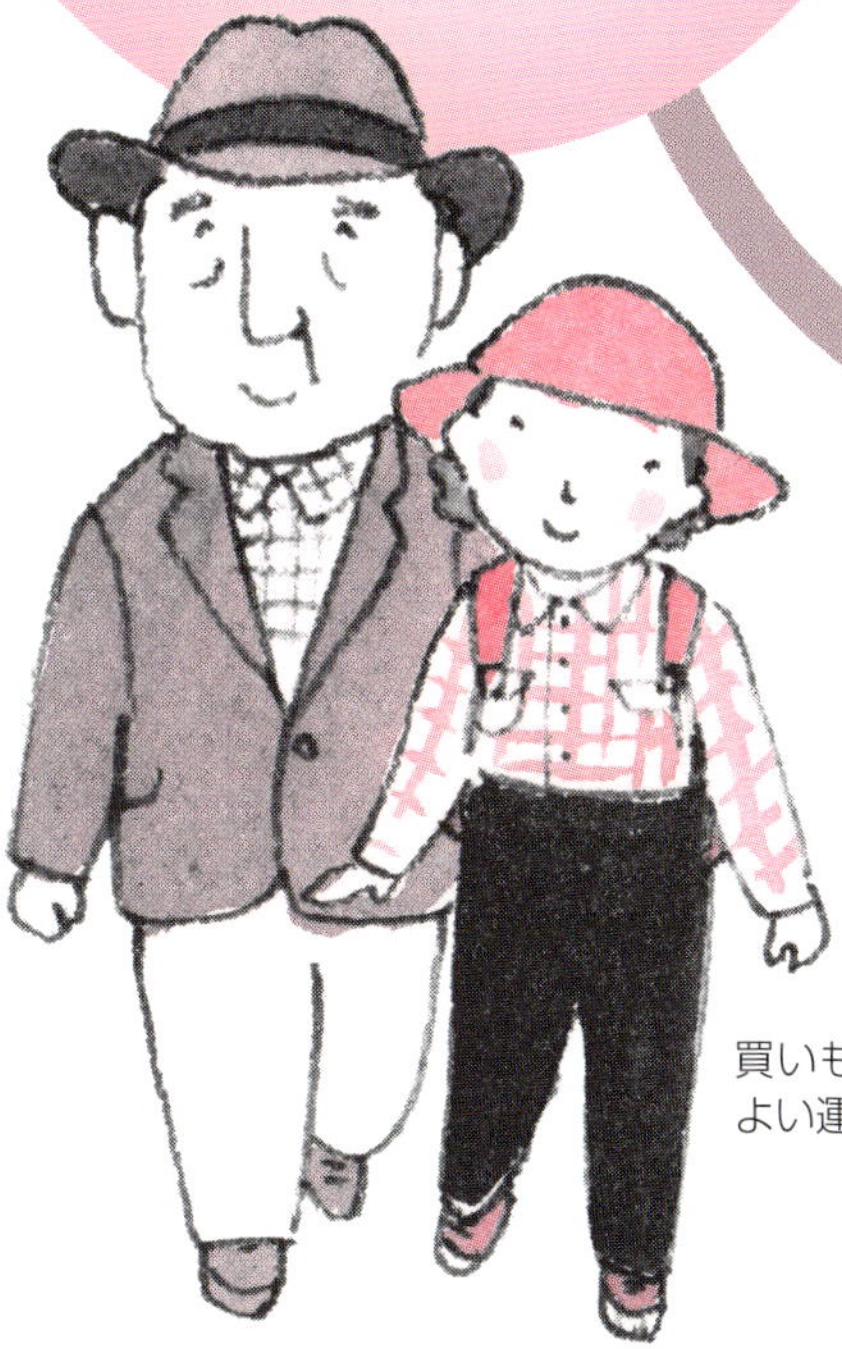

買いものに出るだけでも、よい運動になる

自律神経症状への対応

生活面のちょっとした工夫で暮らしやすくなる

自律神経症状は多種多様。そのすべてを薬で改善しようとすると、副作用が心配です。そこで大切なのが日頃の心がけです。不快な症状がやわらげば、生活の質も上がります。

食事や運動での対応が基本

レビー小体型認知症で現れやすい自律神経症状は、ときに病状の悪化をまねく原因にもなります。一つひとつの症状を薬でコントロールしていくのはむずかしいため、基本的には、食事や運動など、生活面での工夫で対処していくことを考えます。

とはいえ、それにも限度があるでしょう。不快感が強いようなら医師に相談し、薬の処方を考えてもらうのも一法です。

ふらつきを防ぐ動作

レビー小体型認知症の人に多くみられる起立性低血圧は、姿勢を変える際のちょっとした注意で、起こりにくくなります。

起床時
起き上がる前に、寝たままの状態で膝を曲げて足踏みをしてみるのもよい

トイレから立つとき
頭を下げた状態でゆっくり立ち上がる

食事のあと
お酒を飲んだときはとくにふらつきやすいので要注意

風呂上がり
長湯はさける。手すりなどにつかまって、ゆっくり立ち上がる

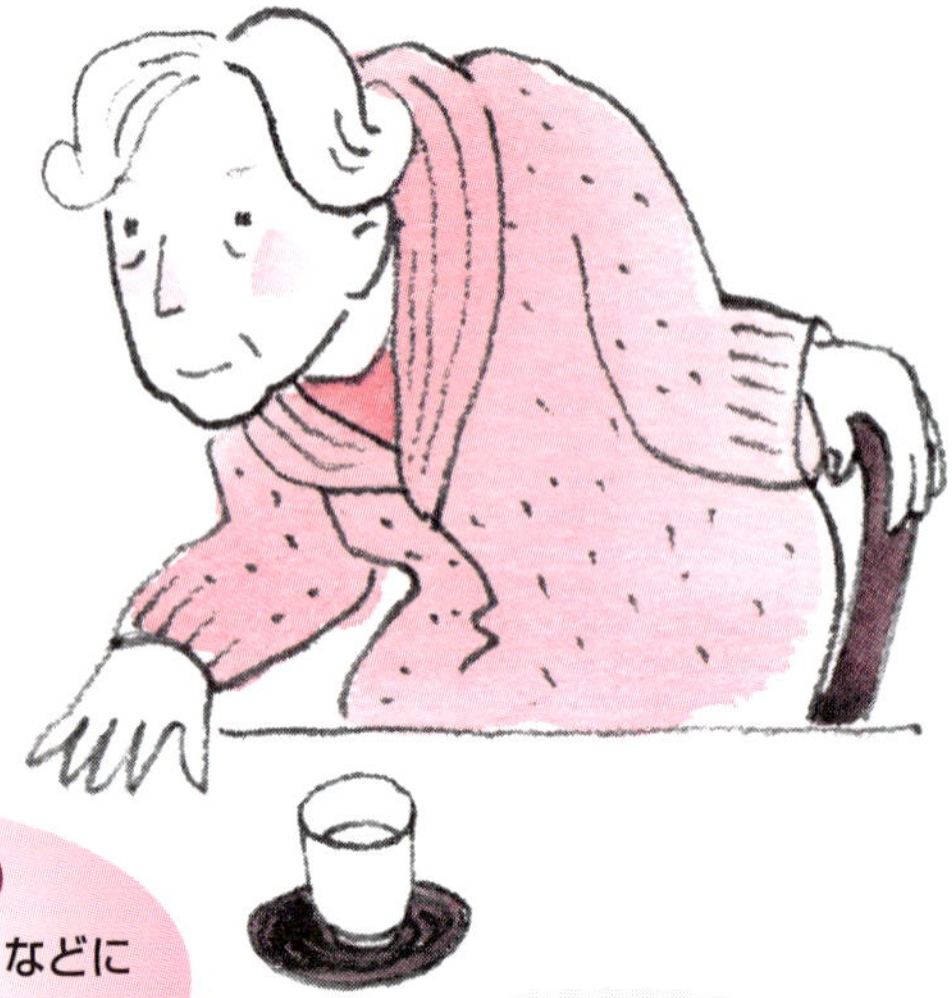

急に立ち上がらず、頭を下げた状態でゆっくり、時間をかけながら姿勢を変えていく

体を動かす習慣も大切

じっとしている時間が多いと、体内を循環する血液量が低下して、起立性低血圧がより起こりやすくなります。歩いたり、体操をしたりすることも続けましょう。

食事への注意が悪化を防ぐ

自律神経の障害が関係する症状のなかでは、嚥下障害や便秘がよく起こります。いずれも食事の工夫が必要になってきます。

嚥下障害

食べものを口に入れ、噛み砕いて、飲み込むという一連の流れのうち、飲み込む過程に問題が生じている状態。自律神経の働きが大きくかかわっている

嚥下障害

- **むせ込み**
  飲み込んだものが食道に送られず、気管に入りそうになるために起こる
- **窒息**
  気管に入り、つまってしまうと深刻な事態に
- **誤嚥性肺炎**
  雑菌が呼吸器に入り込みやすくなる

飲み込みにくさは「とろみ」でカバーする

献立を工夫するほか、むせたときの対処法もまわりの人が覚えておきましょう。

●片栗粉などでとろみをつけると、飲み込みやすい
●食材を小さく刻みすぎると、かえって飲み込みにくいことがある
●少しずつ、ゆっくり口に運ぶ
●むせたときは、顔を下に向けて口の中のものを吐き出してもらう。そのあと、背中をさすり、ゆっくり息をしてもらうようにする
●食後は歯磨きをして口の中を清潔にしておく

トイレの近さが心配なら道具を使おう

水分をとると、それだけトイレも近くなります。動作がゆっくりな患者さんは、間に合わずに服を汚してしまうことがあるかもしれません。

夜間だけでも、室内のポータブルトイレを使用することも考えましょう。

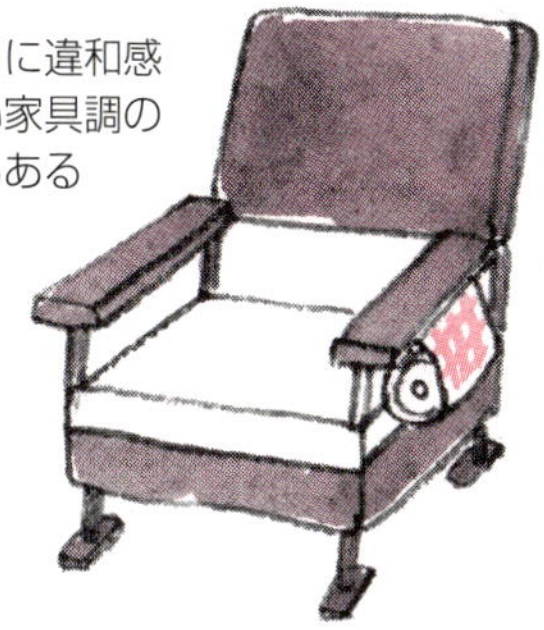

見た目に違和感のない家具調のものもある

便秘の解消には「水分補給」が必要

水分不足、食物繊維不足の便はかたくなり、ますます出にくくなってしまいます。食べるもの、飲むもので「出しやすい便」をつくりましょう。

●やわらかく煮た野菜などで食物繊維をたっぷりとる
●食事のときだけでなく、こまめに水分を補給する
●体を動かしたり、おなかをさすったりして腸の動きを促す
●どうしても便秘が続くときは、医師に相談して緩下剤を出してもらう

社会資源の活用

さまざまな制度を利用して生活を支える

家族の負担が大きくなると、患者さんを支えきれなくなることも。今現在、困っている場合だけでなく、「これから」に備えて利用できる制度を調べておきましょう。

患者さんを支える家族の負担を減らす

レビー小体型認知症の患者さんを支える家族は、生活上の負担や不安を感じることも少なくないでしょう。

今現在は、とくに問題なく対応できているとしても、患者さんの状態の変化を完全に止めることはできません。状態の変化によっては、家族の負担が増し、患者さんを支えきれなくなってしまうことも考えられます。

だからこそ、公的なサービスや、介護をする家族のための集まりなど、利用できる社会的資源について調べておいたり、積極的に活用したりして、家族の負担や不安を減らしていくことが大切です。

地域包括支援センター
（→46ページ）

レビー小体型認知症家族を支える会
（→46、98ページ）

認知症コールセンター
都道府県や大きな都市などで実施している電話相談事業。本人や家族からの相談を受けつけている

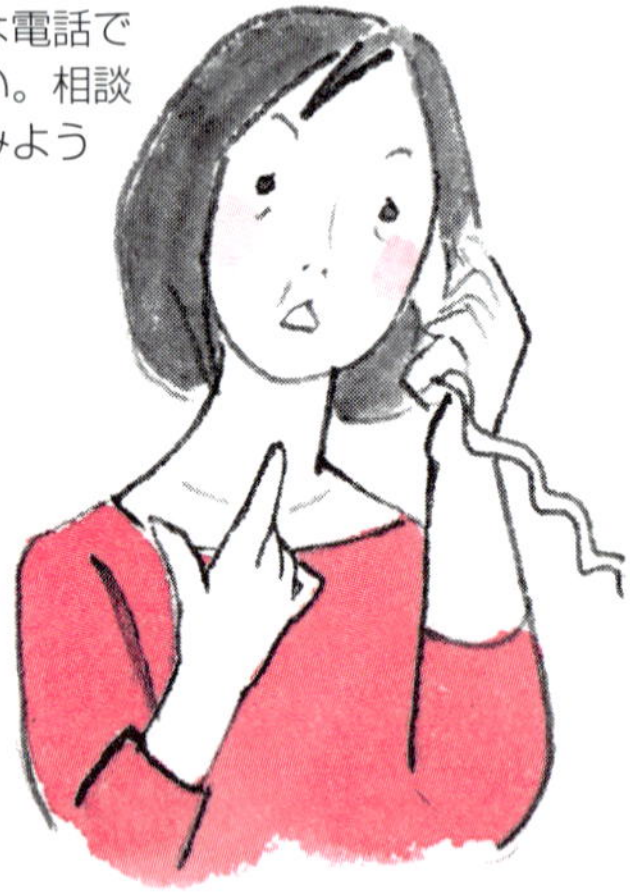

まずは電話でもよい。相談してみよう

まずはじめは相談から

治療が始まってからも、「今、受けている治療でよいのだろうか」「これからどうなっていくのだろう」など、ご家族の不安はつきないことでしょう。

家族だけで悩んでいるより、まず相談をしてみましょう。話を聞くなかで、できることもみえてきます。

▼よくある相談内容の例

●診断に不安。専門の医師を紹介してほしい（→46ページ）
●現在、受けている治療は適切なのだろうか？
●この先、病状はどのように変化していくのだろうか？
●介護のコツがわからない
●どんな制度が利用できるか
●家族が介護に疲れきってしまった
●胃ろうをすすめられているが、どうしたらよいだろう
●自宅での介護がむずかしい。受け入れてくれる施設はないか

利用可能な制度を確認しておく

医療費や介護の負担は、家族の生活にも大きく影響してきます。利用できる制度があれば積極的に活用し、家族の負担を減らしていきましょう。

特定疾患医療給付制度

パーキンソン病である程度病状が進み、「特定疾患」の患者として認定されれば、医療費の補助が受けられます。

レビー小体型認知症と診断されている場合、パーキンソン症状がひどくなっても、この制度は利用できませんが、「認知症を伴うパーキンソン病」と診断された場合には、利用できる可能性があります。

介護保険制度

それぞれの介護の必要度に応じて、各種の介護サービスを１割の負担額で利用できる公的な制度。在宅者向けのサービスと、施設型のサービスがあります。

在宅

- ホームヘルプ、デイサービス、デイケア、ショートステイ、訪問リハビリテーション、訪問入浴、訪問看護などのサービスが用意されている
- コーディネート役のケアマネジャーとよく相談して、利用可能なサービスを組み合わせていく

施設

- グループホーム、特別養護老人ホーム、介護老人保健施設などがあるが、レビー小体型認知症専門の施設はない
- できるだけレビー小体型認知症に関する知識、介護経験のある職員がいるところを選ぶ
- 地域によっては希望人数が多く、なかなか入れないこともある

▼発症後、時間がたつにつれて起こるかもしれないこと

●うつ状態や幻視、睡眠時の異常行動は減る
●パーキンソン症状、認知障害は徐々に進む
●のどに障害が起こり、声が出にくくなったり、嚥下障害が起きやすくなったりする
●口から食べられなくなった場合、胃ろうの設置をすすめられることがある

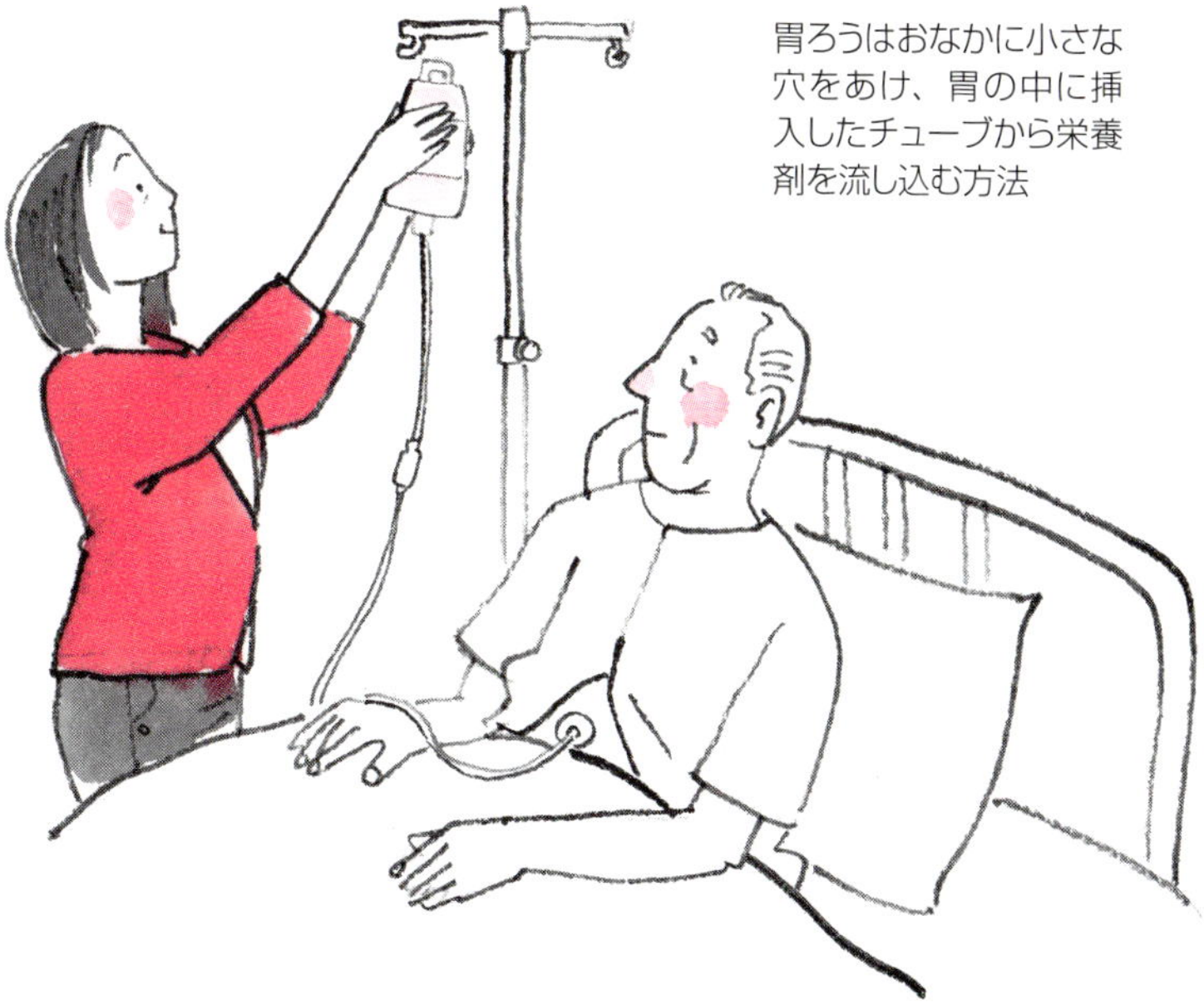

胃ろうはおなかに小さな穴をあけ、胃の中に挿入したチューブから栄養剤を流し込む方法

COLUMN

家族、本人、関係者が交流、情報交換できる場もある

レビー小体型認知症にかかわる人の集まり

同じ病気をもつ患者さんや家族、介護・医療の専門家が、病気やケアについて学び、支え合っていきたい、情報共有したい――そんな願いで活動に取り組んでいるのが「レビー小体型認知症サポートネットワーク」です。二〇〇八年に発足した「レビー小体型認知症家族を支える会」の後継団体で、複数のエリアに分かれ、個別に活動しています。

介護を続けるうえでは、正しい知識はあってもいらだったり、弱気になったりすることもあるでしょう。同じような立場の人だからこそ、理解しあえる悩みもあります。交流会への参加が、生活のメリハリになることもあります。

認知症の人のための家族会もある

認知症の人のために設立された、もっとも歴史のある家族会として、「認知症の人と家族の会」もあります。全国各地にあり、相談活動なども積極的におこなっています。

ただ、アルツハイマー型認知症の人が多いので、レビー小体型認知症の患者さんの家族は、交流会などに参加しても「うちは少し違う」という感想をもつこともあるようです。

▼レビー小体型認知症サポートネットワーク

■活動内容 (2024年８月現在)

●全国複数のエリア（地域）に分かれ、それぞれが独立した組織として交流会などを実施しています。ただし、まだ活動地域は限られており、活動内容や活動への参加のしかたはエリアごとに異なります。
●年に１回、全国交流会が開催されます。

ホームページをチェックしてみよう！
http://dlbsn.org/

エリアごとのお知らせ、交流会などの告知は基本的にホームページ上でおこなわれているため、情報の入手にはインターネット環境が必要

■監修者プロフィール

小阪 憲司（こさか・けんじ）

1939年、三重県生まれ。金沢大学医学部卒業。名古屋大学医学部精神医学教室講師、東京都精神医学総合研究所主任研究員、横浜市立大学医学部精神医学教室教授、横浜ほうゆう病院院長、メディカルケアコートクリニック院長などを歴任。横浜市立大学名誉教授。専門は認知症の臨床と脳病理の研究。「レビー小体型認知症」の発見者として世界的に知られている。レビー小体型認知症研究会の代表世話人、レビー小体型認知症サポートネットワーク総顧問を務めるなど、日本の認知症医療と家族のサポートを牽引。認知症関連の著作多数。講演なども重ねながら、認知症の啓発活動に努めている。2013年度「朝日賞」受賞をはじめ、国内外での受賞多数。

■参考資料

小阪憲司著／レビー小体型認知症家族を支える会編集『知っていますか？ レビー小体型認知症』（メディカ出版）

小阪憲司・織茂智之著『「パーキンソン病」「レビー小体型認知症」がわかるQAブック』（メディカ出版）

小阪憲司著／尾崎純郎（執筆協力）『第二の認知症―増えるレビー小体型認知症の今』（紀伊國屋書店）

小阪憲司・池田学著『レビー小体型認知症の臨床』（医学書院）

●編集協力　オフィス201　柳井亜紀

●カバーデザイン　松本 桂

●カバーイラスト　長谷川貴子

●本文デザイン　勝木雄二

●本文イラスト　市川興一　千田和幸

健康ライブラリー イラスト版

レビー小体型《しょうたいがた》認知症《にんちしょう》がよくわかる本《ほん》

2014年2月10日 第1刷発行

2024年9月5日 第9刷発行

監修	小阪憲司（こさか・けんじ）
発行者	森田浩章
発行所	株式会社講談社 東京都文京区音羽2丁目12-21 郵便番号　112-8001 電話番号　編集　03-5395-3560 販売　03-5395-4415 業務　03-5395-3615
印刷所	TOPPAN株式会社
製本所	株式会社若林製本工場

N.D.C. 493　98p　21cm

KODANSHA

ISBN978-4-06-259779-1

講談社　健康ライブラリー　イラスト版

アルツハイマー病のことがわかる本

順天堂大学医学部名誉教授／アルツクリニック東京院長
新井平伊　監修

「おかしい？」と思ったら、すぐに対策をとろう！
認知症の発症・進行を防ぐ、最新知識と暮らし方を徹底解説！

ISBN978-4-06-518326-7

糖尿病は先読みで防ぐ・治す
ドミノでわかる糖尿病の将来

慶應義塾大学医学部腎臓内分泌代謝内科教授
伊藤　裕　監修

糖尿病はドミノ倒しのように病気を起こす。
タイプで違う合併症の現れ方と対処法を徹底解説！

ISBN978-4-06-259816-3

脂質異常症がよくわかる本
コレステロール値・中性脂肪値を改善させる！

帝京大学臨床研究センター　センター長
寺本内科・歯科クリニック内科院長
寺本民生　監修

「薬なし」で数値を改善する食事療法・運動療法のコツを図解！
薬の始めどき・やめどき、動脈硬化が進んだときの対策まで。

ISBN978-4-06-259823-1

目の病気がよくわかる本
緑内障・白内障・加齢黄斑変性と網膜の病気

筑波大学医学医療系眼科教授
大鹿哲郎　監修

目の見え方に不安を感じたら今すぐ検査と対策を！
最新治療と見やすさを助ける生活術を徹底解説。

ISBN978-4-06-259803-3

まだ間に合う！今すぐ始める認知症予防
軽度認知障害（MCI）でくい止める本

東京医科歯科大学特任教授／メモリークリニックお茶の水院長
朝田　隆　監修

脳を刺激する最強の予防法「筋トレ」&「デュアルタスク」。
記憶力、注意力に不安を感じたら今すぐ対策開始！

ISBN978-4-06-259788-3

腎臓病のことがよくわかる本

群馬大学大学院医学系研究科医療の質・安全学講座教授
小松康宏　監修

腎臓は知らないうちに弱っていく！　生活習慣の
改善法から薬物療法の進め方、透析の実際まで徹底解説。

ISBN978-4-06-259806-4

講談社　こころライブラリー　イラスト版

うつ病の人の気持ちがわかる本

大野　裕、NPO法人コンボ　監修

病気の解説本ではなく、本人や家族の心を集めた本。
言葉にできない苦しさや悩みをわかってほしい。

ISBN978-4-06-278966-0

認知症の人のつらい気持ちがわかる本

川崎幸クリニック院長
杉山孝博　監修

「不安」「恐怖」「悲しみ」「焦り」の感情回路。症状が進む
につれて認知症の人の「思い」はどう変化していくのか？

ISBN978-4-06-278968-4